NHKきょうの健康

Qブック…②

あごが痛い、口が開かない

顎関節症

[監修]和嶋浩一
NHK出版編

NHK出版

○あごが痛い、口が開かない　顎関節症●もくじ

［カバー・表紙］デザイン＝高木義明　［本文］デザイン＝ydoffice　イラストレーション＝さとう宙心
［編集協力］内住弓貴子　塚本眞理枝　［資料提供］和嶋浩一　［DTP］山廣でーてーぴー研究所（岸村和子）

はじめに

「顎（がく）関節症」とは、あごの関節（顎関節）の周りに何らかの異常が生じる病気です。「物を食べたり、話をした後にあごがだるい、疲れる」、「あごを動かすと痛い」、「口が開けづらい」、「口を開け閉めすると音がする」、などのトラブルを経験したことはありませんか。こうした症状があれば、顎関節症の可能性があります。聞き慣れない病名だと思いますが、決して珍しい病気ではありません。

何らかの顎関節症症状を持っている人が多いのに加えて、自覚症状のない人でも検査をしてみると約70％の人に異常が見つかります。このうち、実際に医療機関を訪れて治療を受ける人は6～7％程度と推定されていますが、将来的に顎関節症になる可能性のある〝予備軍〟は、かなりの数に達すると考えられています。顎関節症はあなたのすぐ身近にある病気です。

患者さんは、男性に比べて女性が約2～4倍と多く、なかでも若い女性が中心です。年代別の患者数を見ると、20歳代が最も多く、30歳を過ぎると次第に減少します。

ではなぜ、顎関節症は女性に多いのでしょうか。

その理由として、一般に、女性のほうが靭帯（じんたい）がやわらかいこと、顎関節の適合がしっかりしていないこと、さらに女性ホルモンとの関係などがあげられていますが、確実なことはまだよくわかっていません。

ただ、顎関節症をむやみに怖がる必要はありません。顎関節症の治療は、現在非常に進んでいます。軽症のものからかなり重症のものに至るまで、治療方針、治療法がかなり確立されています。顎関節症を引き起こしやすい生活習慣を改める、患部を安静にする、薬を服用するなどの保存的な治療で、80%以上の人がよくなっています。手術を行わなければならない人は、あまり多くはありません。

また、顎関節症は、治療が遅れると次第に病状が悪化して手遅れになるという、タチの悪い病気でもありません。特に

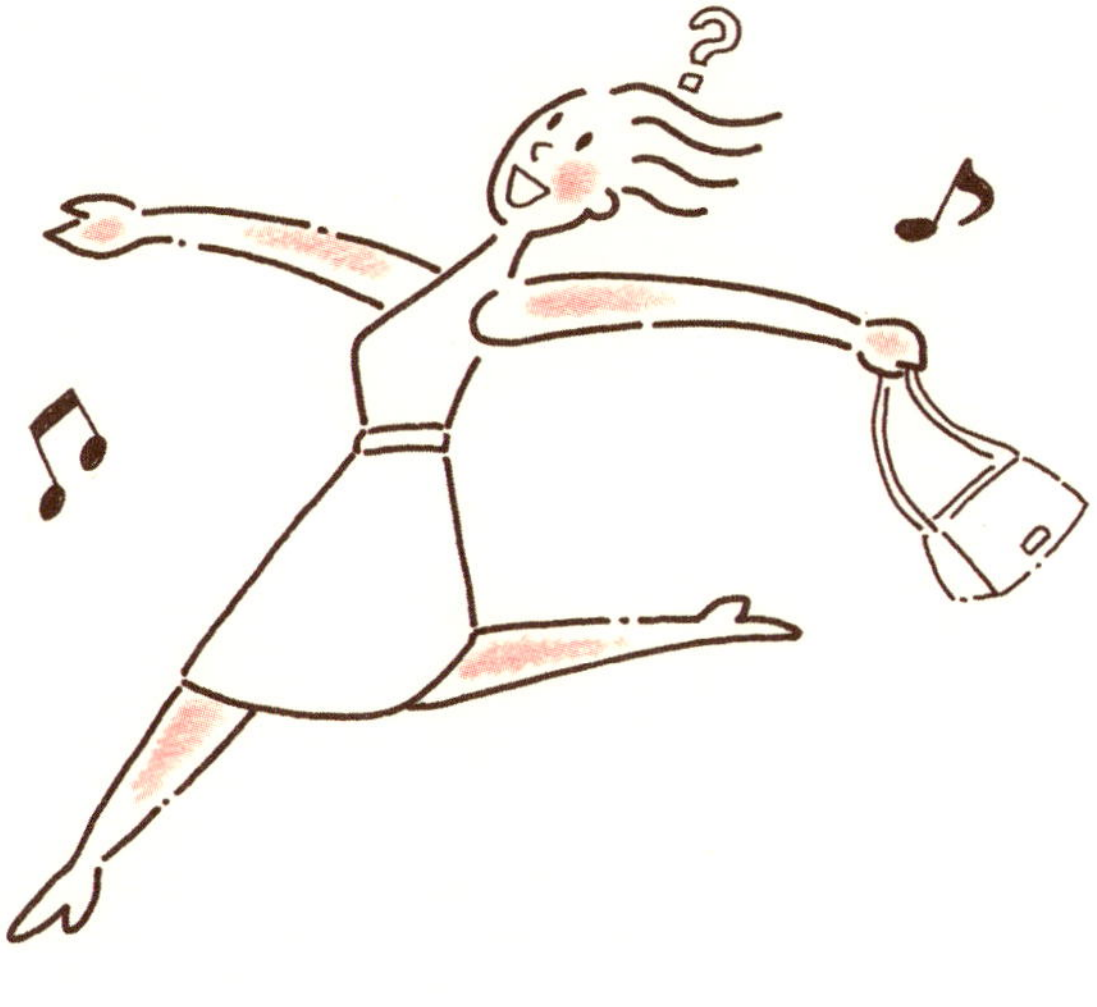

治療をしなくても、やがて症状が改善に向かい、自然に治まることも多い病気です。

とはいえ、現在、「痛みがある、口が開けにくい、物が食べづらい」などの症状があって、日常生活に支障を来しているのであれば、それらの症状を取り除かなければなりません。苦痛を感じつつ暮らすのは、つらいばかりではなく、QOL（生活の質）にもかかわってきます。QOLを高め、快適な生活を送るためには、顎関節症を正しく理解し、きちんと手当てをすることが大切です。

この本では、顎関節症の症状や治療を、実際のケースをあげながら、わかりやすく説明していきます。自覚症状がある人はもちろんのこと、現在、症状がない人にも、顎関節症の予防に役立てていただければ幸いです。

【1章】若い女性に増えている顎（がく）関節症
～自己チェック・症状・発症のメカニズム・検査・診断～

■あなたは大丈夫？　顎関節症～自己チェック法

何の自覚症状もないという人にも、実は顎関節症が潜んでいることが少なくありません。まず、あなたのあごの状態を確認してみましょう。次にあげる10項目についてチェックしてみてください。

①食べ物をかんだり、長い間しゃべったりすると、あごがだるく疲れる
②あごを動かすと痛みがあり、口を開閉すると、特に痛みを感じる
③耳の前やこめかみ、頬（ほお）に痛みを感じる
④大きなあくびや、りんごの丸かじりができない
⑤時々、あごが引っかかったようになり、動かなくなることがある

⑥人差し指、中指、薬指の3本の指を縦にそろえて、口に入れることができない
⑦口を開閉したとき、耳の前の辺りで音がする
⑧最近、あごや頸（けい）部（＝首）、頭などを打ったことがある
⑨最近、かみ合わせが変わったと感じる
⑩頭痛や肩こりがよくする

いかがでしょう。いくつか該当する項目があった人は注意を要します。特に、①～⑧の項目に当てはまるものが多い人は、顎関節症が疑われます。念のために、歯科の専門医の診察を受けたほうがよいでしょう。

また、顎関節症の発症には生活習慣が大きくかかわっていると考えられています。そこで、あなたの生活習慣についても、チェックしてみましょう。

①「歯ぎしりをしている」と言われたことがある
②日中、気がつくと歯をくいしばっていることがある
③食事のときは、いつも左右のどちらか決まったほうでかむ
④いつもうつ伏せで寝ている
⑤頬杖（ほおづえ）をつく癖がある
⑥職場や家庭で、ストレスを感じることが多い

⑦物事に対して神経質な面がある
⑧夜、ぐっすり眠れないことが多い

これらの項目についてはいかがでしたか。該当する項目が多いほど、顎関節症を発症しやすいといえます。生活習慣と顎関節症との関係は後で詳しく説明しますが、ここではともかく、こうした生活習慣のある人は顎関節症になりやすく、また治りにくい傾向があることを覚えておいてください。

■顎関節症の代表的な症状

顎関節症の代表的な症状は、「あごが痛む」「口を大きく開けられない（開口障害）」「あごを動かすと音がする（関節雑音）」の3つです。実際にはこれらの症状1つだけで起こることもありますが、2つ以上重なって起こることが多いのです。

●あごが痛い

患者さんが訴える症状のうち、最も多いのは「あごの痛み」です。痛む場所は、顎関節部が主ですが、その周辺の頬やこめかみなどが痛むこともあります。人によっては、「歯が痛い」とか、「頭痛や肩こりがする」など、一見、顎関節とは関連がないと思われる部位の痛みを訴えることもあります。

痛みをよく観察してみましょう。顎関節症による痛みが起こるのは、口を開け閉めするなど、あごを動かしたときです。あごを動かさないでも、突然痛み出すという例もありますが、あごを動かすと、さらに痛みが増すのが特徴です。もし、あごを動かさなくても痛みがあり、あごを動かしても痛み方が同じというのなら、顎関節症の痛みではないと考えられます。

●開口障害

次に訴えの多い症状は、「口を大きく開けられない」です。これを「開口障害」といい、無理に口を開けようとすると、痛みを伴うこともあります。それまで開口障害はなかったのに、何かのきっかけで、「いきなり口が開かなくなる場合」や、「口が開けにくい状態から始まって、口が十分開かない、さらに、ほとんど口が開かないといった状態に次第に進む場合」など、さまざまなケースがあります。

前述のチェック項目にもあげましたが、一般には、縦にそろえた人差し指、中指、薬指の3本が入るぐらいの開口量がなければ、開口障害と判断してよいでしょう。開口障害を訴えて診察に訪れる患者さんは、開口量が30mmぐらい（指2本分程度）の人が多いようです。ちなみに、正常な人の開口量は40〜50mm程度です。

●関節雑音

あごを動かしたときに、音がすることもあります。これを「関節雑音」と言います。多くは

「カクン、カクン」「コックン、コックン」といった音ですが、「ジャリジャリ」「ミシミシ」という音がすることもあります。こうした音は、関節内の構造に異常が起こっているために生じます。この関節雑音が気になって診察に訪れる人がいますが、結論から言えば、症状が関節雑音だけの場合は、治療をする必要はありません。これについては後で詳しく説明します。しかし、関節雑音とともに、痛みや開口障害がある場合は、治療の対象になります。

■顎関節症はこうして起こる～発症のメカニズム

顎関節症の患者さんのなかには「あごが外れてしまわないか」という不安を持っている人が多いようですが、そんなことはまず起こりません。あごが外れるほど大きく口を開けられなくなるのが顎関節症なのです。そこでこの病気を知っていただくために、まず顎関節症の基礎知識をまとめておきましょう。

顎関節症には、大別すると、「筋肉の障害」「関節包（ほう）・靭帯（じんたい）の障害」「関節円板の障害」「変形性関節症（骨の変形）」の4つのタイプがあります。それぞれについて詳しくお話しする前に、顎関節の構造と働きについて触れておきます。

●顎関節の構造と働き

両耳の前に指を当てて口を開け閉めしてみてください。盛んに動く部分があります。それが顎関節です。

顎関節は、頭の骨(側頭骨)のくぼみ(下顎窩＝かがくか)に、下顎の骨(下顎骨)の上方の、丸く突き出ている「下顎頭」が入り込む構造をしています(図1参照)。手足の関節は、骨の端は厚い軟骨で覆われ、直接こすれあい力を受けています。しかし顎関節は例外で、下顎頭と下顎窩との間には「関節円板」というクッションの役目をする組織があり、下顎窩と下顎頭が直接こすれあわないようになっています。関節円板は骨ではなく、コラーゲンと呼ばれる膠原(こうげん)線維がぎっしり詰まっているものです。関節円板は下顎頭の内側と外側にしっかり連結されていますが、あごが前後に動けるように、前後の部分とはあまり強く連結していません。特に前の部分とあまり強い連結をしていないと

図1　顎関節の構造

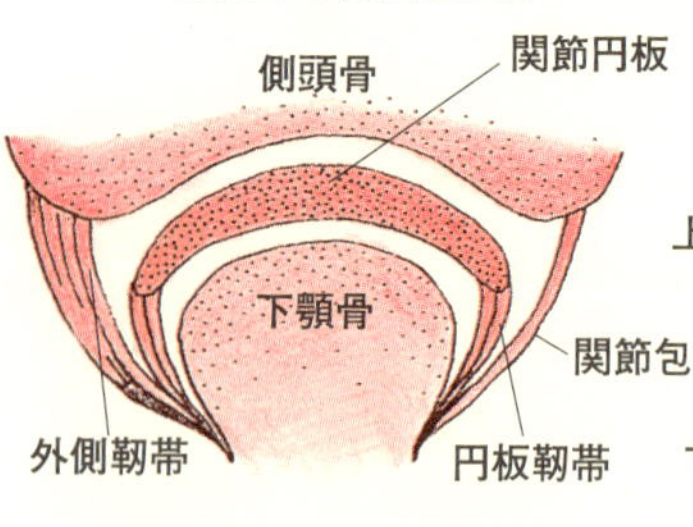

関節円板は靭帯で下顎頭の内側と外側に連結しています。前後との連結はあまり強くありません。

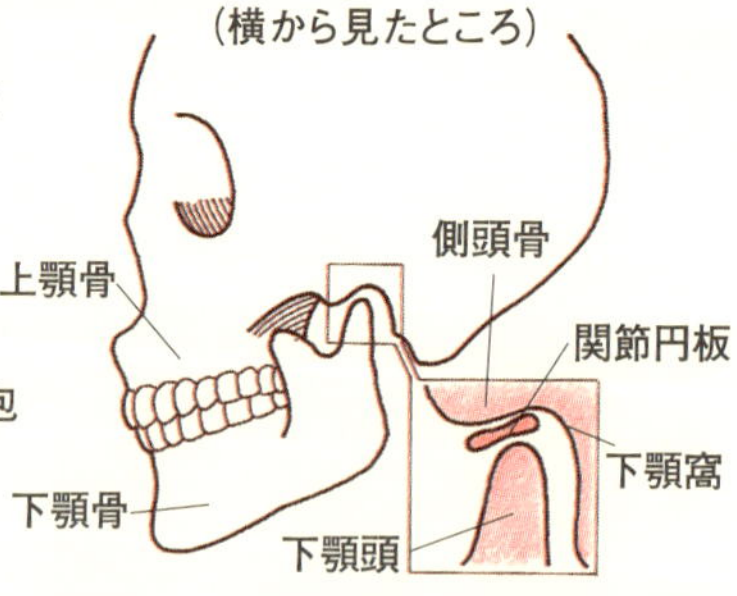

顎関節は、上顎骨と連なる側頭骨と下顎骨の2つが開いたり閉じたりして、ちょうつがいのような働きをしています。関節円板がクッションの役目をして、この2つの骨が直接こすれ合うのを防いでいます。

いう点が、顎関節のポイントです。顎関節は、この関節円板によって、口を開閉するときにあごにかかる圧力を吸収し、スムーズに動くことができる仕組みになっているのです。

こうした顎関節の関節組織は「関節包」という線維性の膜に取り巻かれています。関節包の内面に「滑膜」があり、滑液を分泌しています。滑液は関節の動きを滑らかにするばかりでなく、関節円板や骨の表面の線維軟骨に栄養を運んでいます。

●顎関節は関節円板によって、スムーズに動く

私たちがあごを動かすとき、顎関節はおもしろい動き方をします（14ページ図2参照）。口を開けようとすると、下顎頭は少し回転し、下顎窩から外れて前にすべり出します。もし、下顎頭が下顎窩から外れないで回転するだけだと、30㎜ぐらいしか口は開けられず、物を食べるときに不自由です。下顎頭が下顎窩から外れて前に出ることによって、40～50㎜ぐらい、大きく開口できるのです。

さて、下顎頭が下顎窩から外れて前に移動するときは、関節円板も前に移動します。つまり、下顎頭の上に関節円板が乗って、一緒に移動しているのです。どうして関節円板が下顎頭と一緒に動く必要があるのかと言いますと、下顎頭は、下顎窩のような凹みや、その前にある関節隆起（下顎窩の前方の、下に突き出た部分）のような凸の部分に沿って動きます。このとき、両方の骨に強い圧力がかかるので、その圧力を上手に分散するためです。逆に、口を閉じ

図2　顎関節の動き方

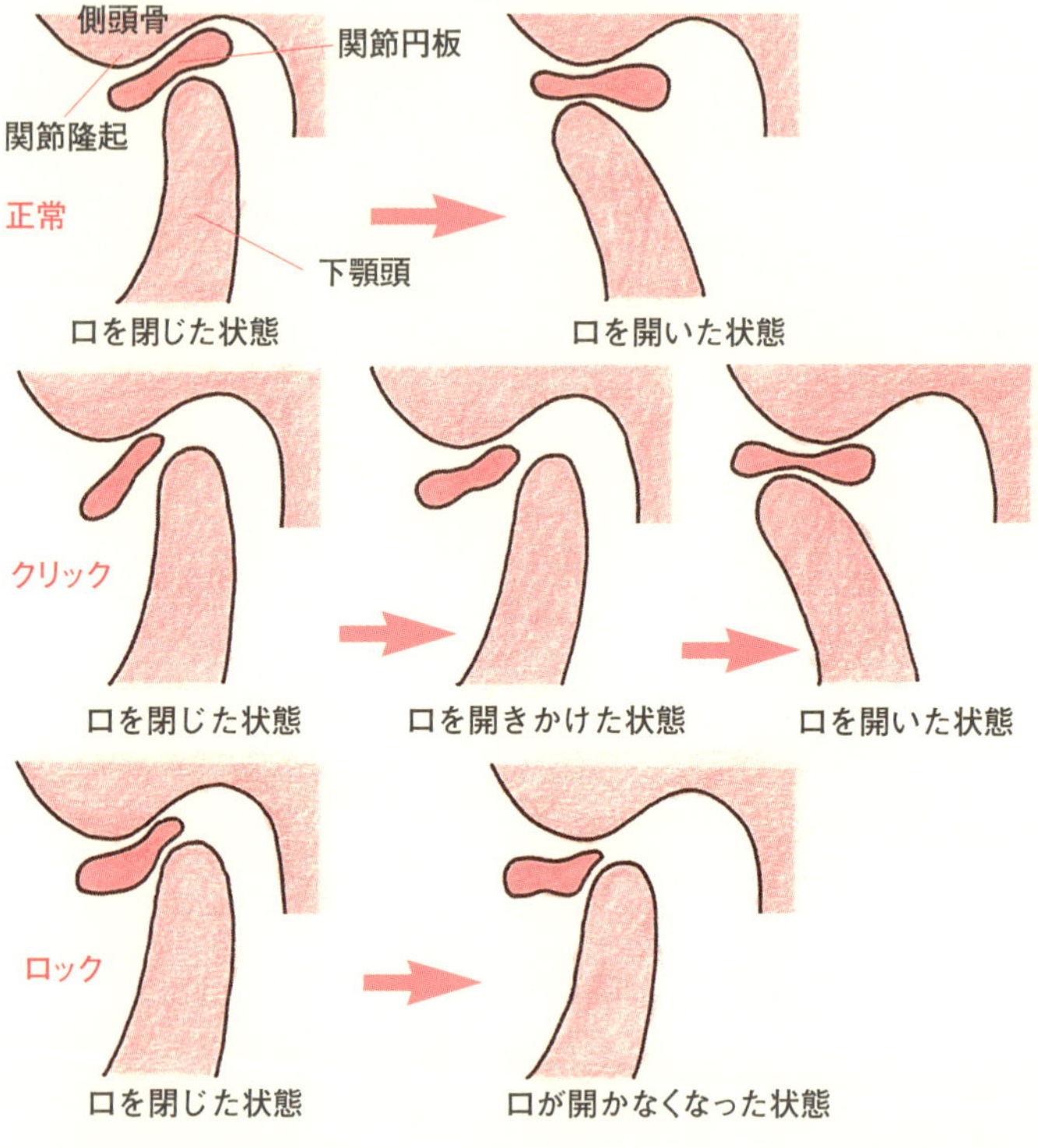

正常な場合：口を開けるときは、下顎頭が回転し、下顎窩から外れて関節円板と一緒に前に移動します。口を閉じるときは、下顎頭が関節円板と一緒に後ろへ移動して、下顎窩の中に収まります。

関節円板の障害がある場合：関節円板がずれ、口が開けにくくなります。ずれた関節円板が下顎頭に乗るときに音が出ます（クリック）。ずれた関節円板とのひっかかりが強くなると、下顎頭が前へ動きにくくなり、口が少ししか開かなくなります（クローズド・ロック）。

るときは、下顎頭は後ろに移動して、下顎窩の中に収まります。通常は、関節円板も一緒に後ろへ移動して、元の位置に戻ります。要するに、下顎頭と関節円板は、口の開閉に合わせて、一緒に前後に移動するのが、本来の姿なのです。

ところで、食べ物を咀嚼(そしゃく)するときは、下あごを開閉と同時に左右に動かさなければなりません。このときは、左右どちらかの下顎頭が下顎窩からすべり出し、もう一方の下顎頭は下顎窩の中にとどまります。例えば、下あごを左に動かすときには、右の下顎頭が前にすべり出し、左の下顎頭は下顎窩にとどまります。右に動かすときには、左の下顎頭が前にすべり出し、右の下顎頭は下顎窩に収まります。こうした運動を連続して行うことで、食べ物をかむことができるのです。

●顎関節症の4つのタイプ

さて、顎関節症の4つのタイプに話を戻しましょう。

日本顎関節学会では、症状に基づいて、顎関節症を「筋肉の障害(Ⅰ型)」「関節包・靭帯の障害(Ⅱ型)」「関節円板の障害(Ⅲ型)」「変形性関節症(骨の変形が認められるもの＝Ⅳ型)」の4つに大きく分け、Ⅰ～Ⅳ型のいずれにも当てはまらないものは「その他」としています。このうち、最も多いのはⅠ型の「筋肉の障害」です。関節円板の障害や骨の変形などは、問診や、MRIなどの画像検査で診断がつきやすいため、Ⅲ型やⅣ型のみが「顎関節症」と診断され、Ⅰ型やⅡ型が見逃されやすい傾向があったようです。各タイプをもう少し詳しく見ていきましょう。

▼筋肉の障害によって起こるタイプ（Ⅰ型）

顎関節症に関係の深い筋肉は咀嚼筋（そしゃくきん）です。咀嚼筋は、頬の部分にある咬筋（こうきん）、こめかみにある側頭筋、そして内側翼突（よくとつ）筋、外側翼突筋の4種類からなっています（図3参照）。これらの筋肉が、何らかの原因で緊張し過ぎてかたくなると、その部分の血管が収縮し、痛みを生じます。これが筋性の痛みです。筋性の痛みの特徴は、鈍い痛みで、痛みはあっても「ここが痛い」と、患者さんが痛みの部位を特定しにくいことです。また、筋肉に「トリガーポイント」と呼ばれるコリコリした「しこり」ができることがあります。トリガーポイントは押すと強く痛み、また、頭部、首や肩など遠く離れたところにも関連痛が起こるのが特徴です。トリガーポイントができる場所によって、関連痛の起こる場所も決まっています。これが筋・筋膜疼痛（とうつう）です。患者さんは、関連痛である頭痛や歯痛などを強

図3　顎関節症に関係する筋肉

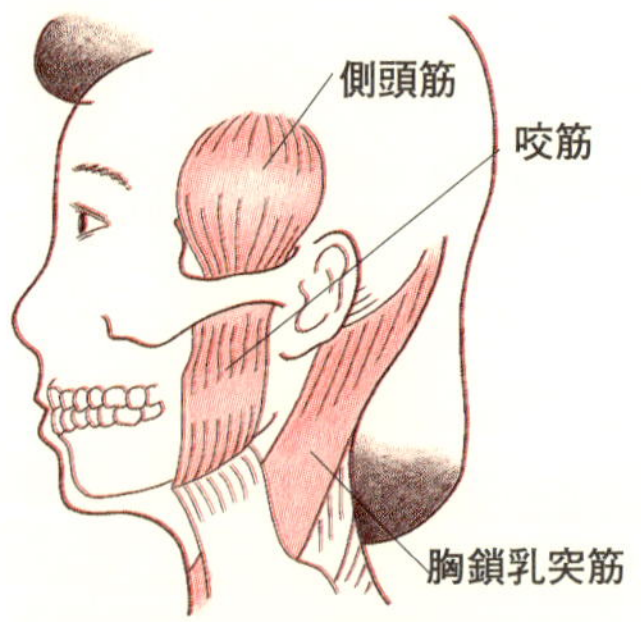

顎関節症に関係の深い筋肉は咀嚼筋と首すじにある胸鎖乳突筋（きょうさにゅうとつきん）です。側頭筋と咬筋、内側翼突筋、外側翼突筋を合わせて咀嚼筋と言います。内側翼突筋と外側翼突筋は内側にあるので、この図では見えません。

く訴えがちなため、診断する際に、医師が混乱させられることもよくあります。

筋肉が緊張し過ぎてかたくなってしまうと、痛みだけでなく、関節そのものには異常がないのに開口障害が起こることもあります。これを「筋性の開口障害」といいます。

▼関節包・靭帯の障害によって起こるタイプ（Ⅱ型）

これは、顎関節が捻挫（ねんざ）をしたような状態と考えてよいでしょう。関節円板の後部組織や関節包、靭帯などに力が加わって損傷が生じるもので、「関節包炎」や「滑膜炎」などの炎症を起こし、あごを動かすと痛みます。

▼関節円板の障害によって起こるタイプ（Ⅲ型）

Ⅰ型に次いで多く、主に、関節円板が本来の位置から前にずれてしまうタイプです。

先に関節円板は前後の連結があまり強くないと述べましたが、そのため、関節円板は前後に動きやすく、関節円板の後部組織が伸びやすい構造をしています。関節円板が前後に動いているうちに、関節円板の後部組織が伸びてしまい、関節円板が前にずれたままになった状態を「関節円板前方転位」といいます。関節円板がずれた状態であっても、口を開こうとすると、下顎頭は前にある関節円板の下に強引にもぐり込み、ずれた関節円板を上に乗せて（本来の姿に戻って）、さらに前へと移動します。下顎頭の上に関節円板が戻る勢いで〝カクン〟あるいは〝コックン〟などの関節雑音が生じます。これを「クリック音」と言います（14ページ図2参照）。

口を閉じるときは、下顎頭は後ろへ戻りますが、関節円板前方転位の場合は、関節円板が一緒に戻らず、下顎頭だけが関節円板の下から離れ、元の位置に戻ります。このときにもクリック音が生じます。クリック音とともに関節に痛みを感じる人もいますが、多くは痛みはありません。クリック音は、たいていは徐々に消失していきます。これは、体がこうした状態にうまく適応していくためと考えられています。

患者さんに話を聞いてみると、口を開けるときには音がするけれど、口を閉じるときは音がしない、あるいは聞き取れないほど小さいという人が少なくありません。また、口の開け始めに音がする人、開けた最後のほうで音がする人などいろいろで、このうち開けた最後のほうで音がする人ほど関節円板のひっかかりが強く、戻りにくい状態にあります。また、左右どちらか片方だけに関節円板のずれによる症状が現れている人をＭＲＩ（磁気共鳴画像）などで画像検査すると、何も症状のない反対側もずれていることが多く、両方に症状を持っている人もあわせると、音のする人のうちで両方の関節円板がずれている人は75％ぐらいになります。

関節円板が前にずれていますが、下顎頭が関節円板の下にもぐり込んで、本来の位置関係に戻って動くことから、このような状態を「復位を伴う」と前置きして、「復位を伴う関節円板前方転位」と呼んでいます。復位を伴う、と前置きするのは、復位を伴わない、という状態があるからで、これはさらに症状が進んだ状態と考えてよいでしょう。ただし、すべてが復位を伴う状態から復位を伴わない状態へ進行するわけではなく、ほとんどは復位を伴う状態のまま経過します。復位を伴わない状態へと進行するのは、わずか5％程度に過ぎません。

復位を伴わない場合は、前方にずれたままの関節円板と下顎頭のひっかかりが強いため下顎頭の通り道がふさがれてしまい、下顎頭が関節円板の下にもぐり込めなくなります。つまり、関節円板を後ろから押すだけで、下顎頭と関節円板との本来の位置関係を回復することができないのです。下顎頭が関節円板の下にもぐり込めないのでクリック音はしません。復位を伴わない状態になった初期には、下顎頭がずれた関節円板によって前方に動きにくくなるため、たいていの場合は、口が大きく開けられなくなります。これが「円板性の開口障害」で、「クローズド・ロック（以下ロックと略）」と言います（14ページ図2参照）。

▼変形性関節症によって起こるタイプ（Ⅳ型）

顎関節に強い負荷が繰り返し、あるいは長時間持続して加えられると、骨の表面が吸収したり、辺縁に新たな骨がつくられることがあります。この状態になったものを「変形性関節症」といいます。口を開け閉めするときに、ゴリゴリ、ジャリジャリという音がすることがあります。滑膜炎など周囲の炎症を伴うと、顎関節に痛みを生じます。

ただし、強い負荷がかかってもすべての人に骨の変形が起こるわけではありません。また、骨の変形が起きたとしても、どんどん進むことはまれで、通常は、ある程度骨が変形したところで、体がうまく適応して、それ以上は進行しなくなります。このような骨の変形は無症状のうちに生じていることも多く、「リモデリング」と呼ばれ、正常な反応の1つです。

また、変形性関節症や復位を伴わない関節円板前方転位に、関節腔内の癒着を伴っている場合があります。滑膜炎に加えて、何らかの原因による開口障害が長期間続くことにより、滑膜と関節円板がくっついてしまいます。これが癒着です。そのため下顎頭はいっそう動きにくくなります。

以上のように、顎関節症は4つに分類されていますが、実際には、「筋肉の障害」と「関節円板の障害」、あるいは「関節包・靭帯の障害」と「関節円板の障害」というように、患者さんは複数のタイプにまたがった病態をあわせ持っていることが多いのです。

■顎関節症の原因は1つではない～原因

では、顎関節症を起こす原因は、一体何でしょう。

以前、顎関節症は、かみ合わせ(口を閉じたときの上下の歯の当たり具合)の異常が大きな原因だと考えられていました。これは、顎関節症の患者さんにかみ合わせの異常が数多く見られ、かみ合わせを治療すると、顎関節症の症状も改善された(一時的に?)ケースが少なくなかったからです。しかし、最近では、かみ合わせの異常は主原因とは言えない、というのが大方の専門医の考えです。

顎関節症の研究が進んだ結果、今では1つの因子（原因）によって顎関節症が起こるのではなく、いろいろな因子が積み木のように重なって、耐久限界を超えたときに発症すると考えられています。つまり、因子を持っていても、耐久限界に達しなければ顎関節症は起こらず、いくつかの因子が重なって耐久限界を超えたときに初めて、顎関節症が起こるというわけです（図4参照）。また、耐久限界にも個人差があり、なりやすい人となりにくい人がいます。

●顎関節症を引き起こすさまざまな因子

どんな因子が顎関節症の原因になるのか具体的にあげてみましょう。

▼最も大きな因子と考えられている「ブラキシズム」

「ブラキシズム」とは、上下の歯をぐっと噛みしめる「くいしばり（クレンチング）」や歯をギリギリときしませる「歯ぎしり（グラインディング）」、歯をカチカチ鳴らす

図4　顎関節症は多因子の積み重ねで発症する

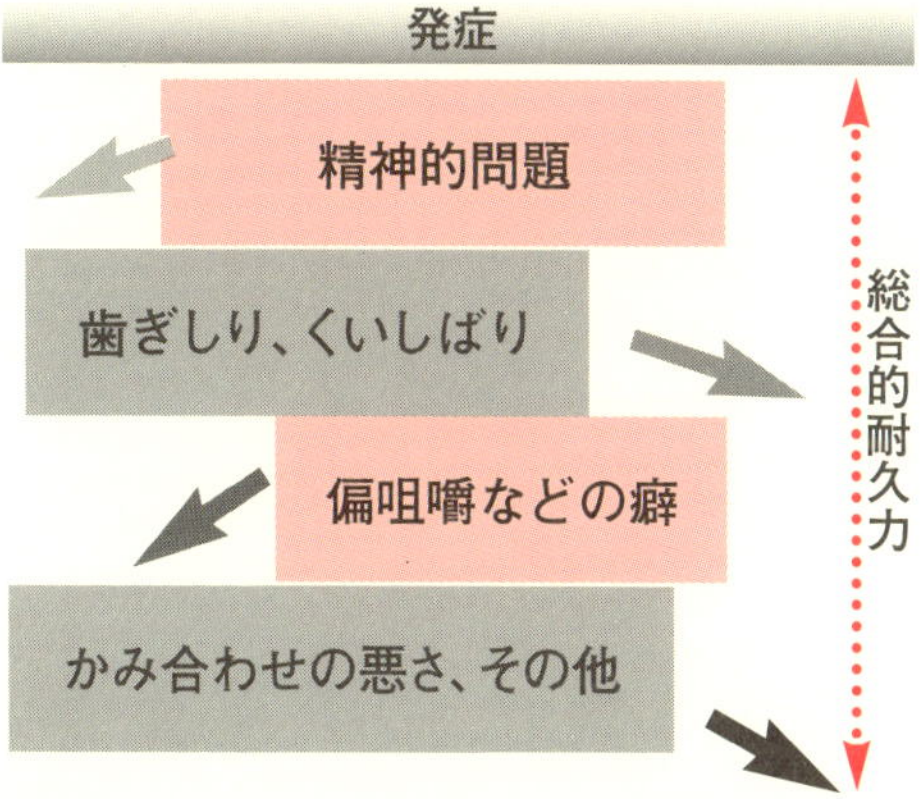

顎関節症は、1つの因子（原因）によって起こるのではなく、いろいろな因子が積み木のように重なって発症すると考えられています。

「タッピング」などを言います。なかでも、くいしばりや歯ぎしりは、顎関節症の患者さんの多くに共通して見られるため、顎関節症を引き起こす因子のなかでも最も注目されているものです。

これらは、いずれも、本人が自覚しないままにしていることが多いものです。くいしばりは、力を入れて行う肉体労働をしているときだけでなく、仕事に集中しているときなどに、無意識のうちに行っています。また、日中だけでなく就寝中にも起こります。

一方、歯ぎしりは、隣で寝ている人に指摘されて初めて気づくことが多いようですが、実は、音のする歯ぎしりは20％程度に過ぎず、残りの80％は音のしない歯ぎしりです。「歯ぎしりはしません」という患者さんの歯の状態を診察してみると、歯ぎしりによるひどい歯のすりへりが見られるケースがよくあります。

こうしたくいしばりや歯ぎしりは、咀嚼筋の緊張を引き起こし、関節に過度の負担をかけるため、顎関節症の大きな原因となります。

▼ストレスもブラキシズムを引き起こす

次に、ストレスがあげられます。仕事がうまくいかない、家庭に不満がある、経済的な悩みがある、人間関係に問題があるなどの困難な状況だけでなく、結婚式などのうれしいこともストレスになります。こうしたさまざまなストレスを抱え、精神的な緊張を強いられると、無意識のうちにくいしばりをしたり、肩や首、顔の筋肉を過度に緊張させることにより筋肉痛が起こります。また、ストレスが睡眠障害を引き起こしたり、夜間のブラキシズムを悪化させることも、研究からわかってきました。

▼偏咀嚼（へんそしゃく）などの癖が顎関節や筋肉に負担をかける

日常の習慣、いわゆる「癖」もあげられます。例えば、いつも片側の歯だけで物をかむ「偏咀嚼」があります。片側に顎関節症の症状を持っている人の多くは、症状のある側でかんでいます。〝物をかむ〟という、あごの正常な働きであっても、長い間片側だけに負担をかけていると、歯ぎしり、くいしばりなどの負担とあわさって顎関節症を引き起こすことになります。

このほか、うつ伏せに寝る習慣、頬杖をつく癖、あごの下に電話を挟むなど、ふだん何気なく行っている行為も、習慣になれば、筋肉や関節に負担を蓄積させることとなります。また、背中を丸め、頭を前に出す猫背の姿勢も顎関節症の原因になります。この姿勢で長時間デスクに向かっていたり、運転をしたりすると、咀嚼筋や頸部の筋肉を過度に緊張させるからです。

そのほかに、あまり多くはありませんが、あごや頸部、頭などを強く打って、関節包や靭帯を損傷した場合も、顎関節症を引き起こすことがあります。

先にあげたかみ合わせの異常と顎関節症との関連については、現在のところはっきりしていません（24ページ囲み参照）。

顎関節症へのかみ合わせの関与について

顎関節症の原因としてのかみ合わせの異常については従来から多くの議論がなされ、現在では多くの原因のなかの1つと考えられています。それではかみ合わせの異常はどのように顎関節症の発症に関連するのでしょうか。

わかりやすい例として、かみ合わせの異常が偏咀嚼の原因となることがあげられます。例えば、片側に小さな虫歯があり、そこでかむと痛かったら反対側でかみます。同様に、歯が抜けてなくなったままであるとか、入れ歯が合わないなどのいろいろな歯科的な問題により反対側でかむことになります。そして、片側でかむことが長期になると、かみ合わせ、筋肉の働き、あごの動き方などが次第にいつもかんでいる側に馴染んでしまい、はじめの原因がなくなっても片方でかむようになってしまうのです。偏咀嚼は癖のようなものであると言いましたが、その元は歯の問題、つまりかみ合わせの異常にあることが多いのです。

したがって偏咀嚼を治すには、まず認知行動療法を行いますが、最初に偏咀嚼をつくりだした歯の問題が続いている場合には、それを解決しなければなりません。その解決法はほとんどの場合、従来考えられていたような大がかりなものではなく、ごく局所的で簡単な方法ですみます。最初に偏咀嚼の原因を簡単な方法で仮に治療し、そこでかんでも支障がない程度にします。例えば虫歯を仮に詰めて痛みをとる、入れ歯を調整してかめるようにする、じゃまになっている歯を一部削るなどの治療です。そして、治療が進み顎関節症の症状が治まったところで最終的な歯の治療をします。症例によっては大がかりな治療が必要な場合もあります。

このように、かみ合わせの異常の役割が解き明かされることにより、治療の時期が変わりました。初期治療では多くの因子の中から症状と関わっているものを見つけ、もしかみ合わせの異常が関わっているとすれば、どのように関わっているかをはっきりさせ、それを取り除くことにより症状改善が見込める場合には、できるだけ簡単なかみ合わせの治療を行います。そして、最後に行われるかみ合わせの治療は顎関節症の症状を改善するための治療ではなく、純粋にかみ合わせの異常の改善のために行われます。以上が現在の顎関節症におけるかみ合わせの異常のとらえ方と対応です。

■どんな診察や検査を受けるのか～検査と診断

診察は、問診→視診→触診の順に行われ、必要に応じていろいろな検査を行います。

●問診・視診・触診

顎関節症の診察では、問診は非常に重要です。というのも、顎関節症では、問診によって診断がつくことが少なくないからです。私たち歯科医師は、問診の段階で、患者さんの症状を聞くことはもちろん、仕事や家庭といった生活環境についても、詳しく話を伺います。問診で行う質問は次のような項目です。

①全身的な健康状態……現在の健康状態はどうか。これまでの既往歴、アレルギーの有無、常用している薬物はないか、手足の関節や筋肉の状態、など。

②気になる主な症状……どんな症状があるのか。どの部分が痛いのか、あごの痛みがある場合は、どんな痛みか、痛みの持続時間はどれぐらいか、など。開口障害がある場合は、どのくらい開口できるのか。関節雑音がある場合は、どんな雑音が生じるのか、など。

③症状の起こり方……どんなときに症状が生じるか、どんなときに強くなるか、など。

④生活習慣……くいしばりや歯ぎしりはあるか、いつも同じ側で物をかんでいないか、寝つきはよいか、よく眠れるか、頭痛や肩こりはあるか、どんな仕事をしているか、仕事のストレスはないか、など。

このほか、以前に顎関節症と言われたことがないか、ある場合は、どんな症状だったか、そして、どんな治療を受けたか、などについても質問します。

次に、患者さんの全身の状態を目で確認する視診を行います。視診では、次のような項目を中心に観察します。

①全身の状態……正しい姿勢をしているか、猫背など姿勢の異常はないか、など。

②顔貌……左右対称か、頬の咬筋が肥大していないか、など。

③口腔内について……歯の磨耗がないか、頬の粘膜や舌の側面に歯の圧痕（あっこん）がないか、かみ合わせの異常はないか、など。

また、触診は、実際に患者さんに触って、咬筋・側頭筋に緊張や圧痛はないか、首や肩の筋肉に緊張や圧痛はないかなど筋肉の状態を調べます。次に、両側の顎関節を触って圧痛や動き、音などを調べます。

●開口量の検査

どれぐらい開口できるかを調べます。開口障害がある場合には、筋性か円板性かを判断するために、医師が親指や人差し指を使って強制的に開口させてみることもあります。このほか、あごを前方や側方に動かすことができるかどうかも調べます。

これで、顎関節症が筋肉の障害によるものか、関節の障害によるものかが推測できます。

●**画像診断**

一般的に関節の変形などを調べるために、パノラマを始めとするエックス線撮影を行って観察します。

そして、関節障害の確定診断のために、MRIや関節腔造影検査などを行うことがあります。MRIは、強い磁気と電波を使って、いろいろな角度から顎関節の断面写真を撮影するもので、関節円板や円板の後部組織の様子、関節の変形を観察することができます。関節腔造影検査は、上下の関節腔に造影剤を注入してエックス線撮影をし、テレビモニターに映し出して関節腔を観察するもので、下顎頭を動かしたときの関節円板の動き方や癒着の有無を確かめることができます。関節腔に入った造影剤は、ほぼ1日で吸収され、体外へ排出されます。

■顎関節症と間違いやすい病気

痛みに注目してみると、顎関節症は、顎関節を動かす

写真1　触診

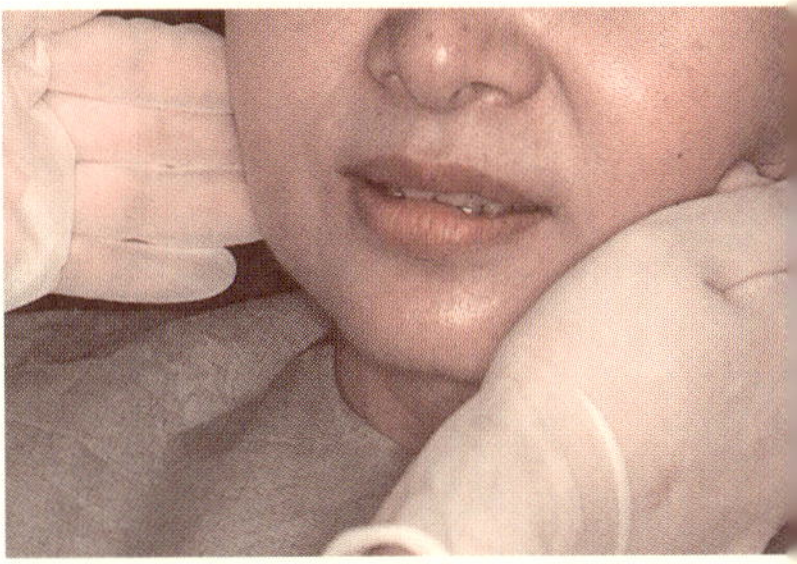

顎関節を触って、動き方をチェックしたり、咀嚼筋を触って緊張はないかを調べます

写真2　開口量の検査

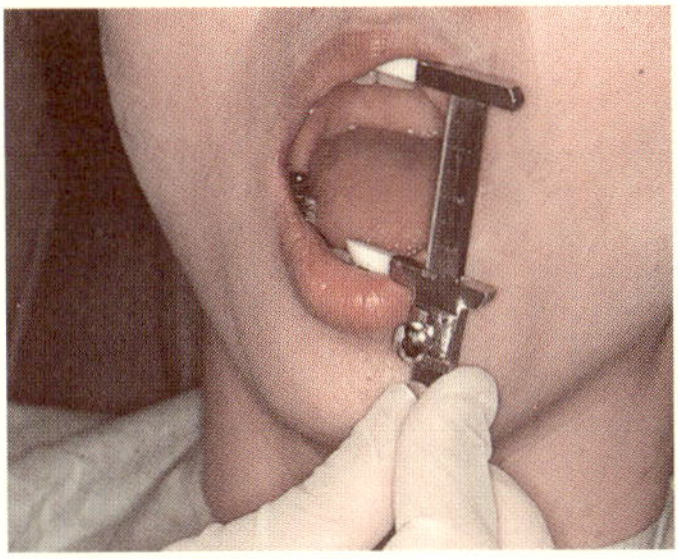

できるだけ口を大きく開けてもらい、最大開口量を調べます

と痛む病気ですから、動かしても動かさなくてもあまり痛みが変わらなければ、顎関節症以外の病気が疑われます。ただ、痛む場所が顎関節の周辺だったり、開口障害が起こったりすると、顎関節症と紛らわしいので、鑑別診断が必要になります。顎関節症とよく似た症状を起こす病気が数多くあります。そのため、疑わしい場合には早期に診察を受けることが大切です。

★発作性神経痛　舌咽（ぜついん）神経痛は、あくびをしたり、物を飲み込んだりするときに、のどや顎関節の辺りが痛む病気です。ただ、この場合の痛みは、電撃的な痛みですから、痛みの様子をよく聞くことで鑑別できます。三叉神経痛（さんさしんけいつう）も同様です。

★歯のトラブル　例えば、下の親しらずが炎症を起こして、それが筋肉に波及して、開口障害が起こることがあります。筋性の顎関節症とよく似ていますが、歯を丹念に診察して原因を探っていけば、顎関節症ではないことがわかります。

　このほか、悪性腫瘍（しゅよう）もあげられます。顎関節周辺に生じた悪性腫瘍による痛みや開口障害などを、顎関節症だと思って来診するケースを、私は毎年いくつか経験しています。

【2章】顎関節症の治療法

顎関節症の治療の目的は、痛みをなくすこと、そして日常生活の支障とならない程度に開口障害を改善させることです。症状を改善させるための治療と、顎関節症を起こした背景を探り、原因を取り除くための治療があります。

①**認知行動療法**　ブラキシズムや悪習癖などを抱えていることを本人に認識させ、それらを取り除くように行動させる。

②**物理療法**　患部を温めたり冷やしたりして、症状の改善を図る。

③**運動療法**　あごを動かしたり、開口訓練をして、口の開きをよくする。

物理療法や運動療法などを含めて、症状を軽減したり、原因を取り除くために、家庭で患者さん自身が行う治療を「**セルフ・ケア**」と呼びます。

表1　顎関節症の治療

症状改善のための治療

- 痛みに対して
  - 筋性 → ★物理療法（P37）☆温める
  - 円板性 → ★薬物療法（P44）
- 開口障害に対して
  - 筋性 → ★物理療法（P37）☆温める／★運動療法（P38,54）☆開口訓練
  - 円板性 → ★物理療法（P37）☆温める／★運動療法（P38,54）☆開口訓練
- 関節雑音に対して → 特に治療はしない

（関節内に強い炎症あり）→ ★外科療法（P64）☆関節腔洗浄療法

（関節内に癒着あり）→ ★外科療法（P70）☆関節鏡視下剥離授動術

原因解消のための治療

→ ★認知行動療法（P41）☆セルフ・ケア（P33）

→ ★スプリント療法（P48）☆歯ぎしりの害を緩和

＊それぞれの症状に対する治療法です。痛みがあり、開口障害のある人は、各治療をあわせて行うことになります。

＊表内のページ数は、各治療法について主に説明してあるところです。

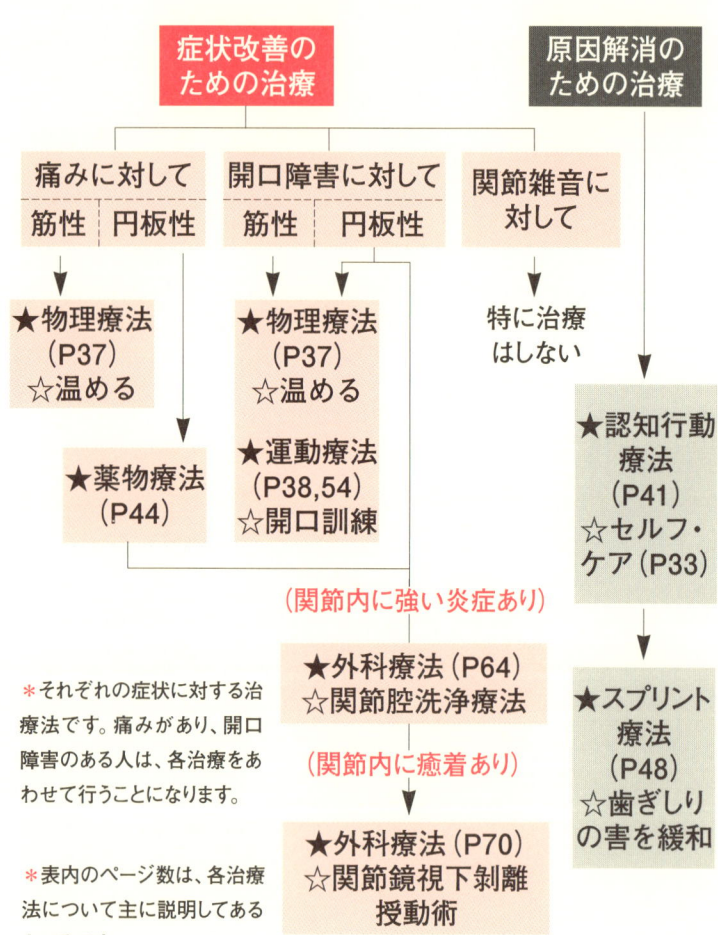

④薬物療法　薬で炎症を鎮め、痛みをとる、筋肉の緊張を和らげる、など。
⑤スプリント療法　スプリントと呼ばれる装具を装着して、歯ぎしりによる害を防ぐ。
⑥外科療法　関節の中を洗ったり、癒着を剥（は）がすことにより痛みをとり除いたり、口の開きをよくする。

それぞれの治療法については、後で治療例をあげながら、詳しく説明していきます。

治療を実施するに当たって、私は、まず、認知行動療法、物理療法、運動療法、薬物療法、スプリント療法などの初期治療を行い、それらでどうしても症状が改善しなければ、外科療法へと進むというように、患者さんの心身にかかる負担が少ない治療法から試みるようにしています。患者さんがあまり負担を感じないで症状を改善できれば、それにこしたことはありませんし、事実、負担の少ない治療法で十分に効果をあげることができるからです。ただ、実際には症状が重なっていることが多いので、各治療法を並行して行います。治療期間は個人差が大きく、2～3か月ぐらいで症状が改善することが多いのですが、長期に及ぶこともあります。

■セルフ・ケアを徹底して治ったAさん

顎関節症では、家庭で患者さん自身が行うセルフ・ケアが大変有効で、また重要な治療法です。どのような症状の顎関節症であっても欠かすことができませんから、最初に、セルフ・ケアを積極的に行い、症状が改善したAさん（32歳・女性）のケースから紹介しましょう。

夫の海外赴任に伴い、オランダで生活しているAさんは、4～5年前に関節に音が生じ、何回かあごの痛みや開口障害があり、食事の際に不自由を感じたことがあったそうです。そのときは特に治療を受けなかったのですが、いつの間にか症状は消えていました。しかし、3か月前に再び音が生じるようになり、気にはなったものの、そのままにしていたところ、1か月前のある朝、突然口が開かなくなったのです。口を閉じている状態のときには特に痛みはありませんが、口を開けようとすると、左側の頬に痛みが出て、とても口を開けられる状態ではありません。以前、友人が顎関節症になり、「長い間、痛みどめを手放せない状態になった」という話を聞いことを思い出し、不安が募りました。そこで、東京に住む母親の病気見舞いをかねて、一時帰国をし、私のところに診察に見えました。

触診を行うと、左の顎関節の動きが悪く、また、咬筋（こうきん）に緊張が見られ、押すと痛みが起こります。開口検査を行うと、自力では26mmしか開きません。強制的に開口させても、最大開口量は31mmです。ほかの症状としては、起床時に背中、肩、首にこりがあり、頭痛もするとのことです。

Aさんに生活環境を詳しく尋ねると、慣れない海外で不安を感じることと、周囲に友人や知人も少ないことから、常に緊張した生活を送っていることがわかりました。少し神経質などころも見受けられるAさんは、母親が病気で入院したことで不安に拍車がかかったのか、ここ2～3か月はよく眠れない日々が続いていたそうです。

咬筋（こうきん）に緊張があり、触診で関連痛が生じることから、Aさんの場合は、咬筋に筋・筋膜疼痛も起こしていると診断しました。また、こうした痛みが起床時に強いことから、Aさんには夜間のくいしばりが疑われました。4～5年前に症状が起こったのも、Aさんが、神経質な性格と夜間のくいしばりという2つの因子をベースに持っていて、咬筋の緊張状態が強くなったためでしょう。筋肉の状態に加えて、Aさんにはいつも食べ物を左側でかむ偏咀嚼（へんそしゃく）の癖もありました。これは、左側の顎関節に常に負担をかけることになります。左側の頬に疼痛が起こったのは、これらの原因により関節内に滑膜炎が生じたためです。

今回、口が開かなくなったのは、母親の入院によって不安が増大して眠れなくなり、そのため、もともとあった夜間のくいしばりがひどくなって、筋肉の状態、関節の状態が顎関節症の耐久限界を超えてしまったからです。

●顎関節症の治療に欠かせない認知行動療法とセルフ・ケア

初診の段階では、Aさんの開口障害が筋性のものか、あるいは円板性のものかは診断がつきませんでしたが、いずれにしても顎関節症の初期治療としては、それほどの違いはありません。Aさんには、早速、滑膜の炎症を抑え、疼痛を改善するための消炎鎮痛薬とそれに加えて、筋肉の緊張を和らげる筋弛緩薬、睡眠障害を改善することにより夜間のくいしばりを軽減する目的で抗不安薬などもあわせて服用してもらいました。

また、Aさんには、睡眠障害、夜間のくいしばり、偏咀嚼などが積み重なって開口障害が起こっていることをよく説明し、日常生活で無意識に行っていたさまざまな、害になる行動をしないように心がけてもらうことにしました。これが「認知行動療法」と呼ばれる治療法です。この認知行動療法を含めて、日常生活のなかで患者さん自身が治療に参加することを「セルフ・ケア」といいます。このセルフ・ケアは顎関節症の治療には欠かせないもので、セルフ・ケアがうまく進まなければ、症状の改善はあり得ません。Aさんには特に、「あごを安静にすること、そのためには、かたいものをかんだり、大きく口を開けたり、歯をくいしばったりしないこと、日中は意識して上の歯と下の歯を離し、あごに負担をかけないようにすること、しばらくは左側ではかまずに、右側だけでかむこと、左側の咬筋を温め、マッサージをすることなどを、できる限り守るように」と指導しました。これで筋肉の緊張はかなり緩和されるはずです。

1週後、再診に訪れたAさんは、初診時より6mmも開口量が増加していました。これらのことから、私は、Aさんの開口障害が筋性のものであることを確信しました。そこで、以後の治療の目的は、筋肉の緊張を緩和することに定めました。Aさんには、認知行動療法の説明に加えて、今回の症状について、「関節に滑膜炎による痛みが生じ、そのために、体が痛みを避けようとして、もともと緊張が強かった左の咬筋がさらに緊張して、口が開かなくなっているのです。ですから、これからの治療は、痛みをとって、筋肉の緊張を和らげることを第一に続けていきましょう。痛みがなくなり、筋肉の緊張がなくなれば、口は大きく開くようになりますよ」と説明しました。

そして、これまでどおり消炎鎮痛薬を継続し、さらに筋肉の緊張を早く和らげるために、物理療法の1つである超音波療法を追加しました。2日に1回通院して、3〜4分間、超音波を頬に当てて筋肉を温め細かくマッサージする療法です。また、セルフ・ケアの重要性をもう一度強調し、これまで以上に実践してもらうようにもしました。

次第に、Aさんの痛みはなくなり、口も大きく開けることができるようになりました。3週後の開口量は自力で42mmに達し、日常生活に不自由することはなくなりました。

●セルフ・ケアのいろいろな方法

セルフ・ケアは、顎関節症の治療の基本といっても過言ではありません。主なものを、いくつかあげてみましょう。

★あごを安静にする　顎関節症では、何よりもまず「あごを安静にすること」が大切です。これだけでも症状はかなり緩和されます。具体的には、なるべくやわらかい食べ物をとるようにします。例えば、やわらかめのご飯、卵、ヨーグルトなどです。そして、長くかんでいなければばならないようなもの、例えば、パンの耳などのかたい部分やかたい肉類、チューインガムなどは控えるようにします。

また、「くいしばり」をしないことも大切です。本来、上下の歯が接触するのは、物をかむときや飲み込むときだけです。上下の歯が接触しているということは、程度の差はあっても歯をかみしめていることにほかなりません。これでは、筋肉や関節はずっと働き続けていることになります。「唇を閉じ、上下の歯を離し、顔の筋肉の力を抜く」ように心がけることが大切です。これは簡単で、とても効果的な方法です。このフレーズは、さまざまな本で紹介され、「TMDマントラ（顎関節症呪文）」と呼ばれています。

★口を大きく開けない　食事中や会話中には、無理に口を大きく開けないことが大事です。食べ物はひと口で食べられる大きさに切るように配慮をしましょう。特に気をつけたいのは、あくびのときです。あくびをすると、筋肉や靭帯（じんたい）はかなり引き伸ばされることになり、負担をかけることになります。あくびをコントロールする方法としては、こぶしを下あごにあて、あくびの力に逆らって軽く押し上げると、口を開き過ぎることはなくなります。手が使えないときは、あごを胸につけるようにして、あくびをしましょう。

また、歯科治療は長時間、口を開けたままの状態が続きますから、急を要する治療でなければ、なるべく避けたほうがよいでしょう。どうしても治療が必要な場合は、治療時間を短くしてもらい、5～10分ごとに口を閉じて、あごを休ませるなどの工夫をしましょう。

★温湿布や冷湿布をする（物理療法）　筋肉が慢性的に痛んだり、筋肉の緊張が強かったりする場合は、温めたタオルなどで温湿布をすると症状が緩和されます。痛みや緊張のある患部に1日数回、1回20分くらい、温湿布をすると効果的です。入浴時に、熱めのシャワーを10分くらい患部にかけてもよいでしょう。

関節に急に痛みが起こったときは、逆に冷湿布で患部を冷やします。冷やすことで痛みや腫（は）れが軽減します。温めるか冷やすかの判断は難しい場合がありますから、歯科医の診察を受けることをお勧めします。。

★マッサージをする　筋肉をマッサージすると、血行がよくなり、痛みが軽減されます。筋肉が緊張することによる頬のだるさや口を開けたときの痛み、つっぱり感があるときなどに役立ちます。マッサージは、咬筋や側頭筋を押してみて、こりを感じるところを中心に、円を描くように少し強めに（アメリカでは「オレンジの皮が引っ込むくらい」と指導しています）もみほぐすのがコツです。温湿布の後に行うと一層効果的です。

★よい姿勢を保つ　姿勢は顎関節症の人に限らず、大切なポイントです。椅子に腰をかけるときは、深く腰をかけ、背中を伸ばすようにします。長時間座るときは、巻いたタオルを腰の後ろにあてがうと、よい姿勢が保てます。同じ姿勢は長時間続けないようにし、ときどき休息をとって、全身で大きく伸びをするとよいでしょう。あごを突き出していないか、猫背になっていないか、姿勢をチェックすることも忘れないでください（図5参照）。

図5　姿勢をチェックする

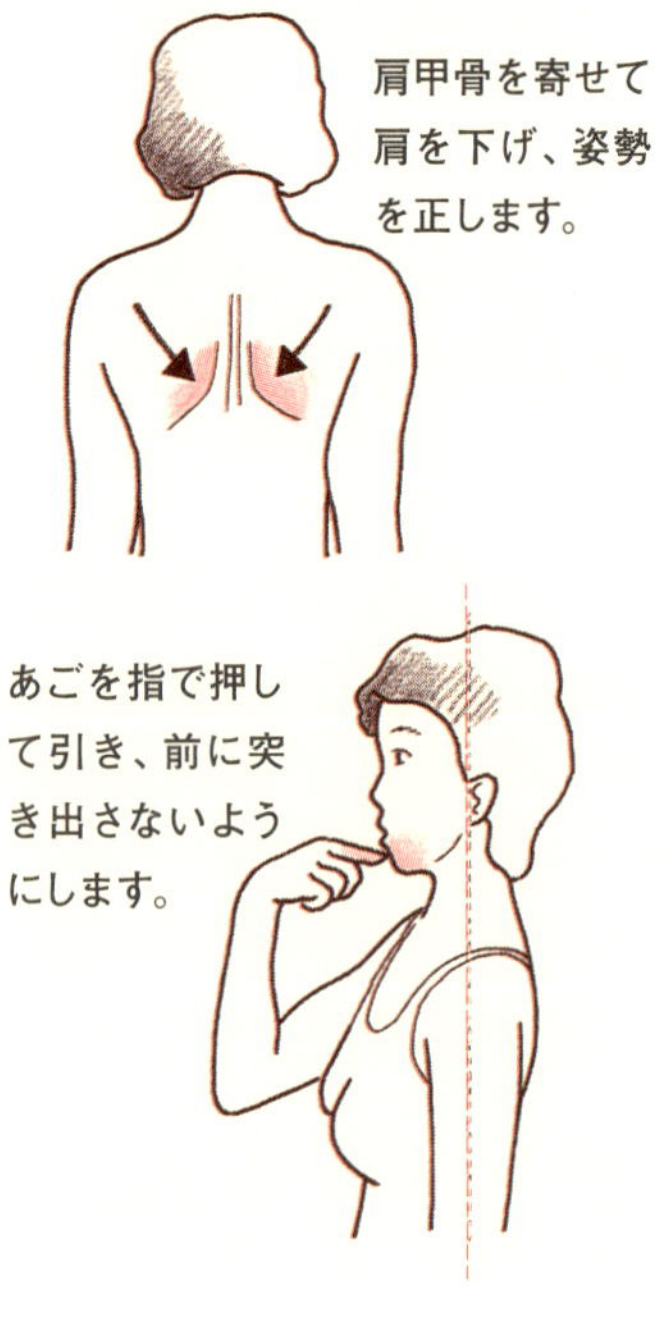
肩甲骨を寄せて
肩を下げ、姿勢
を正します。
あごを指で押し
て引き、前に突
き出さないよう
にします。

★寝るときに、うつ伏せを避ける　うつ伏せに寝ると、顎関節や首の筋肉に余分な負担がかかりやすくなります。できるだけあおむけで寝るようにしましょう。

★あごの運動を行う（運動療法）　1日に何回か、あごの運動を行いましょう。口をゆっくり開け閉めしたり、あごを側方に動かしたりします。できれば筋エクササイズ（図6参照）もあわせて行います。ただし、関節や筋肉に強い痛みがある場合は避けて、痛みが緩和されてから少しずつ行うようにします。首や肩の筋肉がこっているときには、頭を前後左右に倒したり、肩を上げ下げして、筋肉のストレッチング（伸展）をするとよいでしょう（40ページ図7参照）。

★リラクゼーションを心がける　仕事や家事の合間をみて、リラクゼーションを心がけることも大事です。リラクゼーションの方法は、背もたれのある椅子に腰をかけて目をつぶり、両腕は脇にたらします。あごの筋肉から力を抜くように心がけます（自分に「力を抜く」と言い聞かせるとよいでしょう）。肩、ひじ、手首、指先と順に力を抜いていき、最後に指先が重くしびれるような感じになるまで、5〜10分ぐらいかけて行います。筋肉の緊張を和らげるだけでなく、精神的にも落ち着きます。

図6　筋エクササイズ

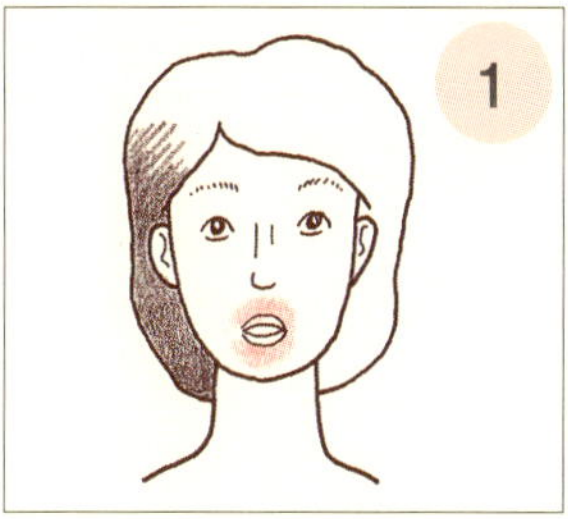

口をリズミカルに開閉させます。

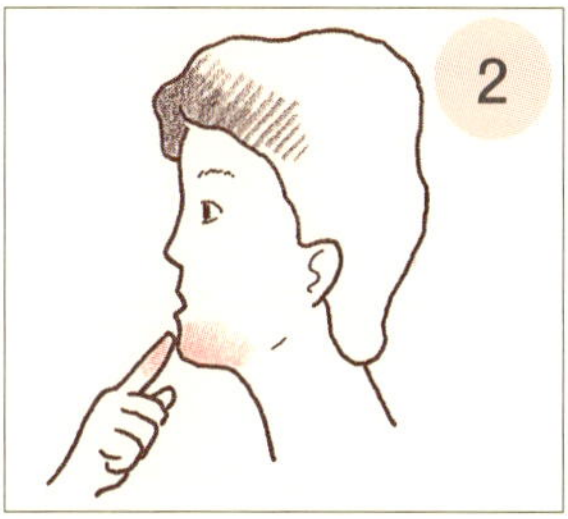

指で押さえながら下あごを前に出します。

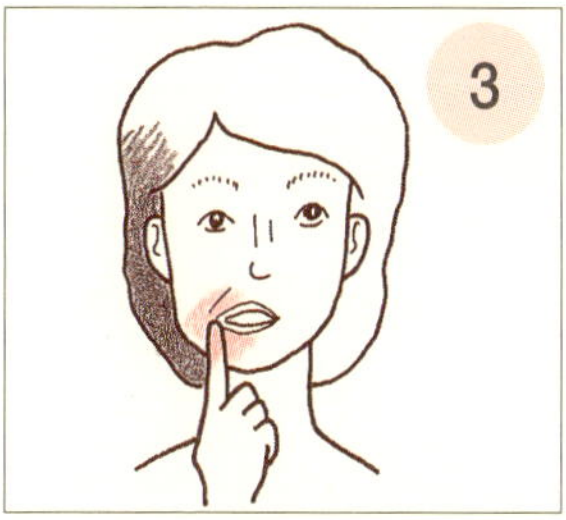

下あごの右に当てた指で軽く押しながら、あごを右に動かします（側方運動）。同様に左側も行います。

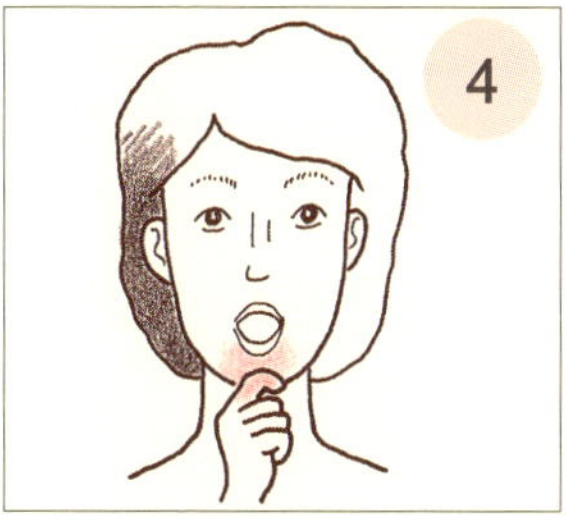

下あごを指で押さえながら、口を開け閉めします。

★全身運動をする

以上のほか、週に2〜3回は、ウオーキ

ングや水泳などの全身運動をしてください。全身運動は、ストレスを解消し、気持をリラックスさせるのにも効果的です。

読んでいただければわかるように、セルフ・ケアは、手軽にできるものばかりです。ただ、自分のペースで行うだけに、ついつい怠けてしまうことも少なくありません。そ

図7　首や肩の筋緊張を緩和する方法

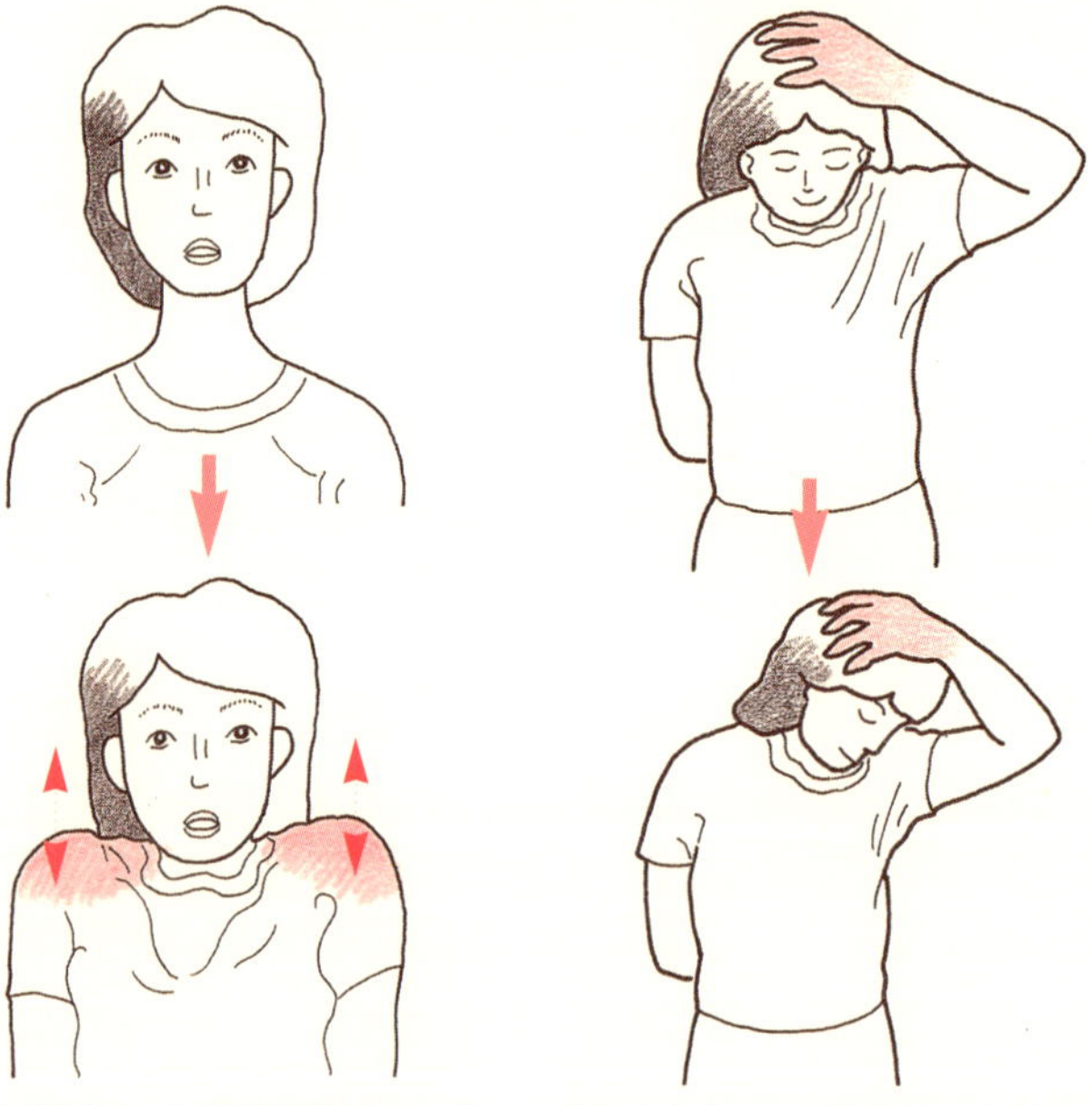

ゆっくり肩を上げ、数秒緊張させた後に、すとんと落とします。筋が緊張していると思われるときは、30分おきぐらいに行うとよいでしょう。

手をそえながら、頭を前、左斜め前、右斜め前、後ろに倒します。首に力を入れずに、手の力でゆっくり行います。

こで、忘れずにセルフ・ケアを行うコツとして、「くいしばらないで、歯を離そう」「大きく口を開けないように」「姿勢を正そう」など、注意事項を書いたものを部屋の目につくところに貼っておくと、注意を喚起するのに役立ちます（図8参照）。顎関節症の患者さんが多いアメリカなどでは、こうしたステッカーが販売されているほどです。どうぞ自分で貼り紙やステッカーをつくるなど、工夫をして実践してみてください。

図8　ステッカーの1例

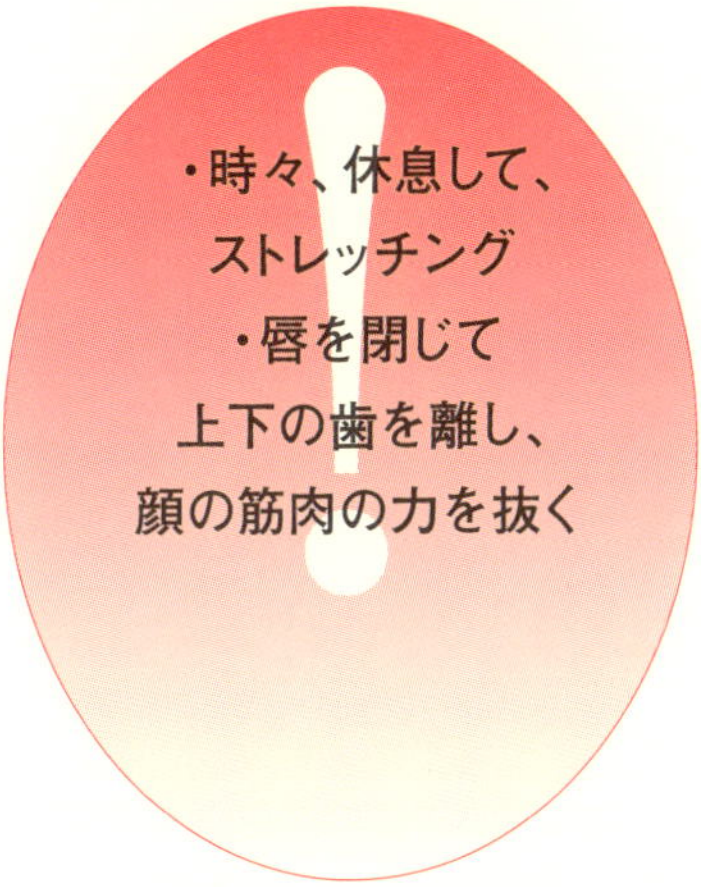
・時々、休息して、
ストレッチング
・唇を閉じて
上下の歯を離し、
顔の筋肉の力を抜く

■日中のくいしばりを解消して治ったBさん

顎関節症の大きな原因である日中のくいしばりは、先にあげたセルフ・ケアの1つとして、「唇を閉じ、上下の歯を離し、顔の筋肉の力を抜く」という「TMDマントラ」を実行することで随分改善されます。実践してもらう患者さんがとても多いので、この方法でくいしばりを改善してよくなったBさんの例を見ながら、もう少し詳しく説明しましょう。

Bさん（21歳・女性）は、社会人1年生です。コンピュータを使う仕事で、慣れないせいか、夕方には肩こりがひどくなるという毎日でした。入社して1か月くらいたったころから、熟睡できなくなりました。起床時にあごのこわばりを感じましたが、朝食時には格別支障はなく、午前中も別に気にはならなかったのです。ところが、夕方になるとあごのだるさが気になるようになり、夕食時には、口があまり大きく開かなくなりました。食事中、あごのだるさが強くなり、食事を続けられなくなることもあり、不安になって来院したとのことでした。

開口量を調べてみると、自力最大開口量は28mm、強制最大開口量は35mmです。

Bさんの左右の咬筋、左の側頭筋、胸鎖乳突筋（きょうさにゅうとつきん＝首すじの筋肉）を押すと、痛みを感じます。口を開けてもらうと、左の咬筋に強い緊張が触れます。関節には、特に異常はないようです。

このことから、Bさんには筋肉の緊張のため、痛みと開口障害が起こっていると診断できます。Bさんは起床時にあごのこわばりを感じていることから、夜間にくいしばりがあることがわかります。さらに、「仕事中、歯をくいしばっていることはありませんか」と尋ねてみました。すると、「そういえば、そんな気がする」との答えでした。これに対して、休日は仕事から解放されるためか、1日中何の症状も感じることなく、快調とのことです。

新入社員という緊張感と慣れないコンピュータ操作のため、ストレスが生じ、眠れなくなって、夜間にくいしばりを起こすようになったのでしょう。ただ、午前中は夜間のくいしばりから解放されるため症状が和らぐのですが、1日中コンピュータを操作しているうちに、今度は日中のくいしばりによる咀嚼筋への負担が蓄積され、夕方になると筋肉が疲れてしまうのです。こうした状態で夕食をとると、筋肉がだるくなり、食事が続けられなくなります。

●くいしばりをやめる具体策とは

Bさんのいちばんの問題点は、仕事中のくいしばりです。くいしばりは夜間だけでなく日中にも行っているのです。日中のくいしばりは長時間に及びますから、夜間のものよりも筋肉への負担が大きいようです。

こう言うと、〝仕事中、思い切り力を入れて歯をかみしめている〟Bさんの姿を想像するかもしれませんが、実は、「上下の歯がくっついている」程度であっても、すでにくいしばりなのです。研究データによると、最大にかみしめた力の10％程度の力で30分くいしばると、筋肉痛などを生じさせるのに十分だとされています。弱い力なので、自分がくいしばりをしていても、そうと気づかない人は案外多いでしょう。

Bさんの場合は、この仕事中のくいしばりをなくせば、症状は随分軽くなるはずです。そこで、「くいしばりの癖がある」ことを認識し、「やめる」ように努める認知行動療法を指導しました。と言っても、日中のくいしばりは一種の癖ですから、なかなか直しにくいものです。そこで、私は次のような具体的な対策を提示して、実行してもらうことにしました。

①日中、30分に1回、歯をかみしめていないかどうか、自分でチェックする。

②①のチェックをしたとき、口を数回開け閉めし、あごの運動を行うようにする。

③歯をかみしめていると気づいたときは、深呼吸をし、あごをリラックスさせる。

また、家庭では、次のようなセルフ・ケアを行ってもらいました。

①咀嚼筋の緊張が強いと感じたときは、温湿布を行う。

②寝る前に入浴して、頬をよく温める。その後、軽く口を開け閉めする訓練をする。

③入浴したとき、体をよく温め、リラックスして床につくようする。

2週間後に再診に訪れたBさんは、自力で40㎜まで口を開けることができるようになっていました。そこで、その後も認知行動療法やセルフ・ケアを実行してもらいました。

初診から4週間後になると「まだ仕事中に、ときどき歯をかみしめていることがあるんですが、以前のように夕方になってあごのだるさを感じることもなく、あごがだるくて、食事ができなくなることはありません」と明るい表情で語ってくれました。

■薬物療法で、痛みや不安を解消してよくなったCさん

先にあげたAさんのように、関節内に生じた炎症（滑膜炎）による痛みに対して、消炎鎮痛

薬を服用してもらうことが一般的な薬物療法ですが、顎関節症ではストレスなどの精神的な要因が関与していることが多いので、精神的な緊張や不安を取り除く抗不安薬を使用することもよくあります。

Cさん(40歳・女性)は、小学校の教員です。大学生のころから特別な行事があると、緊張して口が開きにくくなることがあり、教員になってからも、年に数回、こうした開口障害が起こっていたとのことです。ここ数年は、肩こりや頭痛がひどく、マッサージや鍼(はり)治療を受けていたのですが、数か月前から担任しているクラスでトラブルがあり、ストレス状態が続き、肩こりや頭痛が一層ひどくなっていきました。受診の2～3週間前から開口障害も自覚するようになり、食事のときに不自由を感じるようになりましたが、これまでにもあったことなので、特に治療は受けずに過ごしていました。

ところが、1週間前、午後の授業を終えると右側の上あごの辺りに歯のうずくような痛みを感じたので、かかりつけの歯科を受診しました。しかし、痛みの原因となるような歯の異常が見つからなかったため、紹介されて来院しました。

診察をすると、Cさんの咬筋には強い緊張が見られ、この緊張のために、開口障害が起きていることがわかりました。自力最大開口量は30mm、強制最大開口量は34mmしかありません。また、咬筋には筋・筋膜疼痛があり、トリガーポイントを押してみると、上顎臼歯部が痛くなりました。Cさんが感じた歯の痛みは、この咬筋の筋・筋膜疼痛による関連痛です。

舌の端にはくいしばりの跡を示す歯列の形がはっきり残っています。

お話を伺っていると、Cさんが神経質な性格であることもわかりました。よしにつけ悪しきにつけ特別の出来事があると、ストレスを感じるようです。くいしばりの癖がある人は、ストレスを感じると、日中や夜間のくいしばりがさらに強くなり、咬筋の緊張を引き起こしやすいのです。

このころのCさんは、ストレス→日中や夜間のくいしばり→筋緊張→開口障害の状態が慢性化していたようです。1週前に右頬の鈍痛が起こったのは、担任のクラスで起こったトラブルによって、緊張感がさらに高まり、恐らく十分な睡眠もとれない状態になったことがきっかけでしょう。Cさんの痛みや開口障害はいずれも筋性のものだと診断されます。

●薬物療法で精神的な緊張を和らげる

そこで、Cさんには、歯痛の原因が筋緊張によるものであること、治療は筋緊張の緩和を目的に行うことを、じっくり説明しました。筋緊張の背景には、Cさんの神経質な性格や職場でのストレスがあることも、理解してもらいました。ただ、性格や職場のストレスは、簡単には変えたり取り去ったりすることができません。そこで、Cさんの話をよく聞き、よく話し合うなどのカウンセリング的な要素も取り入れながら、治療を進めることにしました。これによって、多少でも精神的にリラックスし、Cさんの気持が落ちついてくれれば、少しずつよい方向に向かわせることができるからです。

筋性の痛みを改善するには、患部を温める物理療法がとても有効です。ただし、Cさんの場合は、現在の筋症状が長期化・慢性化し、回復しにくくなる可能性がありますから、早期に改善させることが必要です。そこで、薬物療法も行い、総力戦で治療に当たることにしました。

薬物療法としては、精神的な緊張と不安や睡眠障害を除くため、ベンゾジアゼピン系抗不安薬を服用してもらいました。ベンゾジアゼピン系抗不安薬は、不安を抑える作用ばかりではなく、筋弛緩と睡眠の作用も期待できる薬です。さらに、筋緊張を和らげる中枢性筋弛緩薬も服用してもらいました。Cさんのように日中の筋緊張が強いケースには、筋弛緩薬がとても有効だからです。

物理療法としては、咬筋に超音波を当てて温め、筋肉をゆっくりストレッチングする治療を隔日に行うことにしました。通常、外来では、ホットパックや超音波装置を使って筋肉を温め、この後、ゆっくりストレッチングをします。この治療は、血液の循環をよくするので、かなり効果があります。家庭でも、温めたり、ストレッチングを行ってもらいました。

こうして2〜3週間が経過して、痛みも少しずつ軽くなり、開口障害も改善されつつあります。治るまでには少し時間がかかるかもしれませんが、Cさんには今後数か月に1回受診してもらい、カウンセリングしながら経過を見ていくことにしています。Cさん自身が神経質な性格を自覚し、職場でのストレスと向き合うことで、症状は次第に軽減されていくと思います。

●顎関節症の薬物療法とは

顎関節症では、消炎鎮痛薬だけでなく、筋弛緩薬、抗不安薬、抗うつ薬など、いろいろな薬を併用して治療します。これらの薬は、様子を見ながら数週間から数か月ぐらい服用し、症状が消退すれば徐々に中止します。

広く使われている薬としては、非ステロイド系消炎鎮痛薬があります。これは、関節包炎や滑膜炎、靭帯の炎症、筋肉の炎症などを抑える薬として、あるいはいわゆる痛みどめとして用いられています。消炎効果が高いもの、鎮痛効果が高いものなど、さまざまな種類があり、症状に応じて選択します。2週ぐらい服用するのが一般的です。

また、筋緊張をコントロールするための筋弛緩薬、夜間のくいしばりを増悪（ぞうあく）させる睡眠障害を緩和させるための抗不安薬、抗うつ薬などもよく使用します。

■スプリント療法で歯ぎしりの害を緩和したDさん

顎関節症のうち、関節円板の障害によるものは、障害を起こしている関節円板そのものを治療するというより、症状や原因を取り除く治療を中心に行います。次にあげるDさん（16歳・

女性）は、歯ぎしりが大きな原因で、それに対してスプリントという器具を使って治療しました。

高校生のＤさんは、顎関節の痛みがとれないため、来院しました。以前から起床時と食事時に、右側の顎関節に音がすることに気づいていましたが、痛みはなく、日常生活に不便を感じることはなかったので、あまり気にしていなかったといいます。

しかし、ある朝、フランスパンを食べた後、右側の顎関節が痛みました。その日の昼食時には痛みが強くなり、口を大きく開けることができなくなりました。数日して、あくびはできるようになりましたが、少し口を開けるとカクッと音がし、同時に痛みを感じる状態は続いていました。また、かたいものをかんだときや、起床時にも痛みがあるとのことでした。

Ｄさんの話から、顎関節の関節円板にずれが生じていると推測しました。先に述べた「復位を伴う関節円板前方転位」の状態です（18ページ参照）。口を閉じているときは関節円板が前方にずれていて、口を開けるとき、クリック音とともに、関節円板が下顎頭の上に乗り（正常の位置に戻り）、さらに大きく開けると、下顎頭とともに前に移動します。口を閉じるときは、関節円板は下顎頭から離れ、また、前にずれてしまう、という状態です。

診察をしてみると、Ｄさんの自力最大開口量は42㎜ぐらいでした。口の中を見ると、歯ぎしりの跡がはっきり観察できます。あごの動きの特徴から、右の偏咀嚼の癖があることもわかりました。つまり、Dさんの顎関節症の原因は、歯ぎしりや偏咀嚼です。これらにより、関節に大きな負担がかかり、「復位を伴う関節円板前方転位」の状態になっていたところに、たまたまかたいフランスパンをかんだことで慢性的にあった炎症（滑膜炎）が悪化して、痛みを生じることになったと診断されます。

●関節円板のずれに対しては特に治療しない

Dさんは関節に痛みがあるのですから、まずこの痛みをなくすことが先決です。炎症を抑えるために消炎鎮痛薬を服用してもらいました。〝カクッ〟と音のする原因となっている関節円板の前方転位については、関節円板を元の位置に戻すような治療は、特に行いません。「関節円板が前にずれているのなら、治療して元に戻せばよいのではないか」と思われるかもしれませんが、かりに関節円板を元に戻しても、また前方にずれてしまうことが多く、あまり成果は期待できません。それに、無理をして関節円板の位置を元に戻さなくても、症状がどんどん悪化するということはありません。関節円板の後部組織に線維化や変性が起こり、関節円板と同じような働きをして補ってくれるので、特に支障はなくなるからです。気になるクリック音も、この状態に関節が適応して、やがて消えていくでしょう。つまり、関節円板の障害そのものが治ったわけではないのですが、体がこうした異常事態に自然に適応していくのです。診察を受けて「関節円板が前方転位している」と言われても、「ええっ、手術をして元に戻すの？」と早合点はしないでください。

スプリント療法で治療する

それよりも、顎関節症を起こす原因となった、もともとの歯ぎしりと偏咀嚼を取り除くことが大事です。そこで、「まず歯ぎしりの害を少なくするために、スプリント療法を行いましょう」と、Dさんに治療の説明をしました。

スプリントとは、プラスチック製の防具（プロテクター）です。患者さんの上あるいは下の歯列の形に合わせてつくり、夜間に装着してもらうものです。スプリントで歯ぎしりをとめることはできませんが、関節や筋肉にかかる力を抑えて歯ぎしりの害を軽減する効果があります。

通常、顎関節症をスプリントだけで治療するということはありません。まず、患者さんへの負担が少ない家庭でのセルフ・ケアや薬物療法などを行い、症状が改善すればスプリント療法を行う必要はないのです。ただしDさんのように、夜間の歯ぎしりが大きな原因となっているのが明らかな場合は、初診時にスプリント作製を決めることがあります。そのほうが治療効果が早く上がるからです。

早速、Dさんの歯列の型を取り、再診のときまでに作製しておいて、装着することにしました。

それから、もう1つの原因である偏咀嚼に対しては、反対側で食べ物をかむように指導しました。これは医師の力が及ばないところですから、Dさんの努力に期待するしかありません。さらに、顎関節症の治療の基本であるセルフ・ケアについてもよく説明し、フランスパンのようなかたいものをかむと、また炎症を起こしやすいので極力避けること、大きく口を開けないことなどを、あわせて実行してもらうことにしました。

初診から1週後の再診のときには、Dさんの関節の痛みはあまり変化はありませんでした。起床時の痛みもあり、クリック音は相変わらずとのことです。そこで、消炎鎮痛薬は続けて服用してもらうことにし、作製しておいたスプリントをピッタリ合うように調整して(写真3参照)、使用上の注意(53ページ参照)をして渡しました。

初診から2週後、自力最大開口量は45mmになっていました。大きく口を開けるときに、少し痛みがあるものの、起床時の関節の痛みは随分軽くなったとのことで、スプリントの効果は上がっているようです。毎回口を開けたときにクリック音は起こりますが、小さくなってきたようです。

1週間装着してもらったスプリントを観察すると、歯ぎしりのあとがくっきりと残っていました。

写真3　スプリントの調整

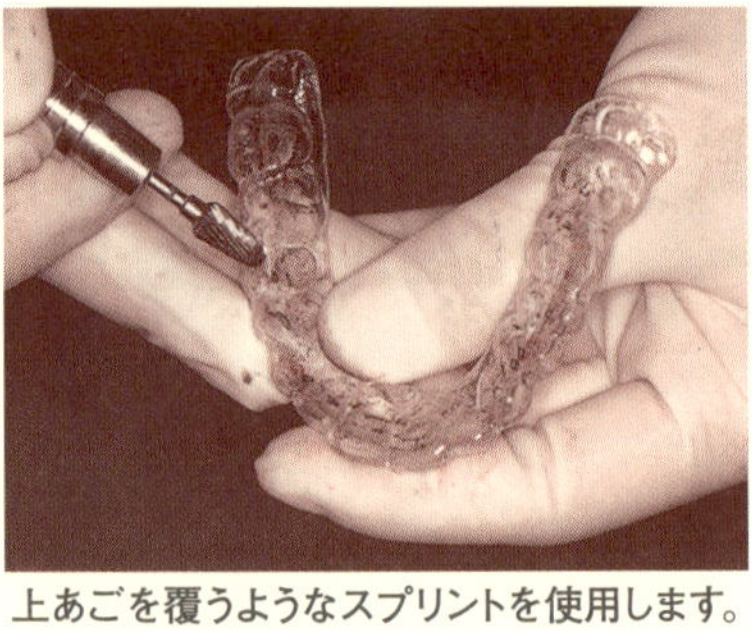

上あごを覆うようなスプリントを使用します。スプリントの厚みは臼歯部で1.5 ～2mm程度です。歯列に合わせて作製し、患者さんに装着してもらいながら、調整します。

Dさんにスプリントを見せると、「こんなに歯ぎしりしているんですか」と、とても驚いたようです。夜間歯ぎしりをしていることは本人にはなかなかわからないものですが、スプリントについた歯ぎしりのあとを見ると、納得してもらえます。歯ぎしりのひどい場合には、側方にガイド(突起のようなもの)をつけると、歯ぎしりによる関節への負担がより抑えられます。Dさんは歯ぎしりがひどいので、側方ガイドをつけることにしました。これでもう少しスプリントの効果が期待できるでしょう。消炎鎮痛薬はもう1週間服用してもらうことにしました。

初診から4週後、大きく口を開けるときの痛みはなくなり、起床時に起こっていた関節の痛みも改善されたので、消炎鎮痛薬の内服は中止することにしました。問題のクリック音もかなり小さくなり、口を開けても音がしないこともあるようです。夜間スプリントは期待どおりの効果を上げているようですから、もう少し継続して様子を見ることにしました。

初診から8週後、診察に訪れたDさんの関節の痛みは、すっかり消えていました。「時々、かたいものをかんだときにクリック音がすることもありますが、それ以外は音はしなくなりました。日常生活にもほぼ支障はありません」とのことでした。

●スプリントを使用する際の注意点

スプリントを使用する際には、次の点に注意が必要です。

①スプリントは口の中に装着するものですから、使用後は歯ブラシでよく洗って、つねに清潔

にしておきます。消毒のためと熱湯につけると、スプリントが変形してしまいますので、やめてください。

②使用しないときは、スプリント専用の保存容器に入れる習慣をつけましょう。ティッシュ・ペーパーに包んだままにしておいて、家の人にゴミと間違えて捨てられてしまうことがよくあります。容器に、水を入れたり、市販の義歯洗浄液を入れたり（消毒と消臭に有効です）して、つけておくとよいと思います。

③日中は、必ずスプリントを外し、装着したまま食事をしたりしないでください。

なお、割れたり、ひびが入ったりしても、スプリントは修理ができます。捨てないで、診察の際に持参し、医師に相談しましょう。

■開口訓練で円板性の開口障害を改善したEさん

次にあげるEさん（34歳・男性）は、復位を伴わない関節円板の転位による顎関節症（19ページ参照）です。これは、顎関節症のなかでも症状が進んだ状態です。ただ、この程度では、症状が進んでいるから特別な治療を行わなければならない、というほどではありません。セルフ・ケアで十分症状を改善することができるのです。

Eさんは、数年前から両側の顎関節にクリック音が生じるようになっていました。あまり気にせず、特に治療も行っていなかったのですが、3か月前から時々、開口障害も起こるようになりました。ただ、自分であごを左右に振ると、口を開けることができていたので、こうして対処していました。ところが、ある朝、起きると口が開かなく、あごを左右に振っても口を開けることができなくなりました。その後、数週間、どうしても口が大きく開かないため受診しました。

Eさんの顎関節に触れながら、ゆっくりあごを前へ引いてみました。通常はゆっくりとあごが前に出てくるのですが、Eさんの場合はまったく前に出てきません。右側の顎関節が動かなくなっているのです。口を開けてもらうと、32mm程度しか開きません。以前はクリック音が生じていたことから、復位を伴う関節円板前方転位の状態であったと思われますが、今はさらに症状が進んで、復位を伴わない関節円板前方転位の状態になったのでしょう。つまり、右側顎関節のクローズド・ロックです。

Eさんのように、ロックして開口障害が数週間続いた場合は、関節内で癒着が起こっていることがあります。そこで、パンピング・マニピュレーションを行うことにしました。注射針を関節腔(くう)に刺して、局所麻酔薬を注入・吸引し、関節腔を膨らませて下顎頭を動かしやすくし、下顎頭を動かして、癒着の有無を調べるものです。動かしたときに痛みのある場合でも局所麻酔薬を用いますから、患者さんは痛みを感じることなく下顎頭を動かすことができます。

パンピング・マニピュレーションを行った結果では、Eさんは47mmまで口を開けることができ、関節腔の容積に異常は認められません。これは、Eさんの関節に癒着がないことを示しています。パンピング・マニピュレーションは治療というより検査であって、これによって症状が改善されるわけではありませんから、麻酔薬が吸収されてしまうと、再び開口障害が起こり、症状が元に戻ります。念のためMRIで画像診断を行ったところ、下顎頭が関節円板を押し出しながら開口していく状態が認められたので、Eさんは右側の「復位を伴わない関節円板前方転位」と診断が確定しました。

●積極的に開口訓練を行う

Eさんの口が開かないのは、この復位を伴わない関節円板前方転位によるものです。パンピング・マニピュレーションでは、一時的であれ口を大きく開けることができるのですから、関節円板が前方に転位していても、下顎頭が関節円板を押し出せば口を大きく開けることができるようになります。痛みがなければ、積極的に開口訓練を行ってもらうことが治療の第1歩です。そこで、Eさんには、次のような開口訓練の指導を行いました。

「開口訓練は、下あごを前に出すようにして開口することがポイントです。顎関節は、下顎頭が前へすべることによって開口する仕組みになっているからです。前へすべらないまま開口すると、25～30mmぐらいしか開口できません。今のEさんはちょうどこの状態です。ですから、意識的にあごを前に出す、あるいは反対側に動かすことによって関節を動かしてください。こうすると、関節に余裕が生まれ、次第に開口するようになるでしょう」

開口訓練には、補助器具を使う方法もありますが、手を使って行う方法がやりやすいと思います。片手や両手を使って、少しずつ行います（図9参照）。

Eさんの場合は幸い痛みはありませんでしたが、痛みがあるケースでは、なかなか思うようにいきません。痛みがあるので訓練どころではありませんし、無理をすれば、ますます症状を悪化させることにもなりかねません。そこで、痛みがあるケースでは、まず安静を第一にします。また、滑膜炎を合併している場合には、非ステロイド系消炎鎮痛薬を服用してもらいます。こうして痛みが軽減・消失したところで、開口訓練を始めるのです。

Eさんは、毎日熱心に開口訓練に励みました。ちょっとした暇を見つけて、一生懸命治療に努めたおかげでしょう、徐々に口が大きく開けられるようになりました。2か月ほどで、自力

図9　開口訓練

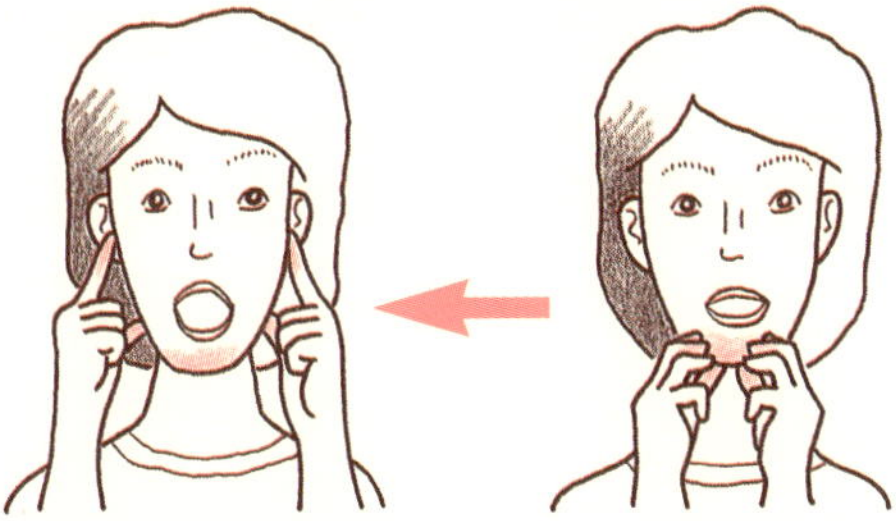

下あごに手をそえ、意識的に下あごを前に出すようにして口を開けます。

顎関節に指を当て、開口時に下顎頭が前に移動するのを確認しながら行います。

で45mm程度まで開口量が増えたのです。これなら、もう日常生活に不便はありません。

Eさんも先にあげたDさんと同じく、関節円板前方転位という障害が治ったわけではありませんが、この後、特に支障は生じないと思います。

■下顎頭が変形して、あごがずれてしまったFさん

Fさん(50歳・男性)は長年顎関節症を抱え、下顎頭が変形するまでに至っていました。しかし、こうした状態でも、徹底してセルフ・ケアなどの治療を行うことで、顎関節症の症状を改善させることができます。

Fさんはこれまでも年に数回、口を開けたとき、右側の顎関節部に痛みを感じることがありました。しかし、安静にしていると、まもなく軽快していました。ところが、ある日、焼き鳥の軟骨を食べた後に、右側の顎関節部に痛みが起こりました。1か月たっても治らず、むしろ痛みが少し強くなっているとのことです。Fさんにはこのほかにも気になることがありました。それは、あごを動かすと、ジャリジャリと音がしていて、次第にその音が強くなってきたこと、また、以前から下あごが右側にずれていることの2つです。そこで、こうしたことも何か関係があるのかと思い、思い切って受診することにしたのです。

話を聞いてみると、あごに関する症状は、ずっと以前から起こっていたようです。Fさんの記

憶が定かではないのですが、中学生か高校生のころ、あごの音がするといって、面白がって鳴らしたことがあるというのです。ただし、現在の関節の音と、そのころの音が同じだったかどうかはわかりません。あごが痛くて、口が開けられなかったこともあったそうです。

Fさんの関節の痛みは、年に数回起こっています。Fさんは「かたいものをかむと、それをきっかけに、痛みが起こるようだ」と認めています。今から10年前の40歳のころに、左上の大臼歯（だいきゅうし）2本が相次いでグラグラになり、抜歯をしました。義歯は入れていないため、左側ではかみにくく、右側だけでしかかめないと言います。Fさんは、困り顔でこう言いました。「両方でかむ努力もしたのですが、かみにくいのでどうしても右側でかんでしまい、右側のあごが痛む現在もやっぱり右側でかんでいます」

また、歯ぎしりは若いころからあったようで、「夜中に歯ぎしりをしている」とよく指摘されたそうです。「仕事中はいかがですか」と尋ねたところ、「仕事をしているときは、くいしばっていますね」との答えです。「荷物を扱う仕事なので、力を入れてかみしめるのは、仕方がないと思っていました」とFさん。

Fさんは、自力では35mmしか開口できません。パノラマエックス線撮影で、あごの様子を調べると、右側の下顎頭が変形していることがわかりました。さらに断層撮影をしてみると、かなり以前に生じた変形で、現在は進行していないと思われます。若いころに右側下顎頭が変形しため右側の下顎骨が短くなり、下あごが右側に偏っている状態でした(写真4参照)。

　下顎頭が変形していることから、下顎窩(かがくか)にも変形が生じている可能性があります。中学生か高校生のころ音がしていたことから、そのころにすでに関節円板がずれて前方に転位していたと思われます。その後、復位を伴わない関節円板前方転位へと進んだのでしょう。

　単独で下顎頭の変形が起こることもありますが、多くは関節円板の転位が起こり、復位を伴わない関節円板前方転位となり、下顎頭の変形、下顎骨の偏位というように段階を追って進行していきます。骨の変形に加えて、関節円板、あるいは関節円板の後部組織が変性、変形し、下顎頭を動かすと、ジャリジャリという音が生じるのです。Fさんの場合も若いころからこの過程をたどったのです。しかし、下あごが偏っていても、長い間に体が適応しますから、通常は食べ物をかんでも特に支障がなかったのです。今回は、軟骨のようなかたいものをかんだのがきっかけで症状が再発し、それまでのバランスが崩れて、長期化したと思われます。

●徹底して偏咀嚼の癖を直す

　Fさんの場合、顎関節症の原因として、若いころからの歯ぎしり、仕事中のくいしばり、それに歯がないことによる右側の偏咀嚼があげられます。初期治療の目的は、これらの原因を取り除くこと、そして現在の関節の痛みを改善することです。関節雑音やあごの偏位を治療するかどうかについては、この関節痛が改善した後に、Fさんと再度話し合うことにしました。

まず、セルフ・ケアを実行してもらうことにしました。特に、右側の顎関節に負担をかけないように、日中のくいしばりや右側での偏咀嚼をやめること、かたいものをかまないこと、大きく口を開けないことなどを強調しました。さらに、夜間の歯ぎしりによる関節への負担を軽減するために、スプリントもつくりました。また、炎症を抑えるために、消炎鎮痛薬を服用してもらうことにしました。Fさんの症状から見て、薬の服用は長期に渡ると思われたので、消化器用薬もあわせて処方しました。

初診から2週後に再診したとき、Fさんの関節の痛みは軽快に向かっていましたが、起床時や食事時には、まだかなり痛むとのことでした。自力最大開口量は38mmに増えましたが、関節雑音は変わらずに続いています。

「右側で咀嚼をしないように」と注意をしていたのです

写真4　下顎頭の変形

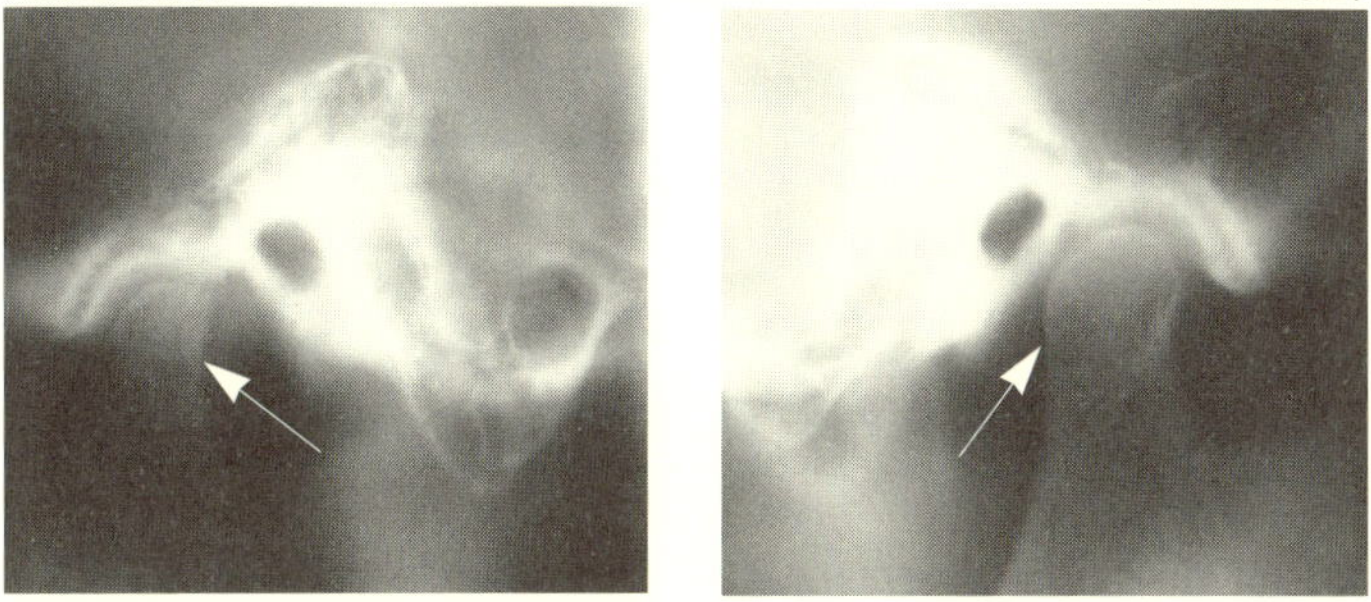

矢印で示した部分が正常な下顎頭（左側）と変形した下顎頭（右側）。変形した下顎頭は丸みがなく、偏平になっています。

が、Fさんは気がつくと右側でかんでいて、食後に痛みが強くなることがあると言います。また、「くいしばりをしないよう、仕事中にも極力気をつけているんですが、荷物を持つと、つい癖が出て、くいしばってしまうんですよね」

こうした長年の癖を直すことはなかなか難しいのです。そこで、「消炎鎮痛薬で痛みが軽減しても、右側咀嚼をすると元に戻ってしまいます。絶対に右側の咀嚼はしないように」と、念を押しました。本人もこのことはよくわかっているのですが、認識を新たにしてもらうために受診ごとに注意をします。

くいしばりについても同じです。仕事中にくいしばりをしてしまうと、症状はよくなりません。そこで、私は、「チューインガムを1枚だけ口の中に入れておいてはどうでしょうか」と提案しました。ガムはかむのではなく、舌で遊んでいる感覚で、口の中に入れておくのです。口の中に何かが入っていることによって、かみしめることは少なくなります。この方法は私のこれまでの治療経験からすると、案外効果があります。

消炎鎮痛薬と消化器用薬は、引き続き服用してもらうことにしました。また、作製したスプリントを、夜間のみ上あごに装着してもらうようにしました。

初診から4週後になると、関節の痛みはかなり改善されていました。起床時にはほとんど痛みを感じないとのことですが、食事時や大きく口を開けたときの痛みは、まだ残っているようです。ただ、自力最大開口量は42㎜まで増えていますから、ほぼ日常生活に不便はなくなったでしょう。関節の雑音だけは変わらず続いています。

かなり念入りに指導したせいか、右側でかむことは少なくなり、「左側でかむことにだいぶ慣れてきました」と、Fさんもうれしそうです。また、〝チューインガム作戦〟も功を奏したようで、仕事中のくいしばりもかなり減っています。

そこで、再度「右側の咀嚼は絶対しない。仕事中のくいしばりも極力やめるように」と念を押し、徹底してもらうようにしました。消炎鎮痛薬と消化器用薬も継続です。使用しているスプリントを見ると、表面が削れていることから、Fさんの歯ぎしりはかなり強いようです。そこで、スプリントに側方ガイドをつけて、歯ぎしりの害が少しでも軽減されるように調整しました。

こうして初診から6週後には、症状はかなり改善されました。関節痛はほとんどなくなり、起床時、食事時にも、痛みはなくなっていました。大きく口を開けたときは、痛みが少し起こるようですが、自力最大開口量はさらに増えて47㎜になりました。

Fさんからは「もう右側でかむことはなくなりました。今は左側だけで咀嚼しています」との報告がありました。仕事中のくいしばりも、ほとんどしなくなったそうです。そこで、セルフ・ケアは継続してもらい、夜間のスプリントもしばらく使用してもらうことにしました。ここまで改善されたので、薬剤は中止です。

ただ、関節の雑音だけは変わりません。そこで、「これは歯が欠けた歯車が動いているのと同じですから、音はします。逆に言えば、音がするのは、歯車がよく動いているというサインですから、気にしないほうがよいでしょう」とアドバイスしました。時がたてば雑音も軽減するでしょう。

あごの偏位については、Fさんと話し合って、特に処置をしないことにしました。どうしてもあごが偏っているのが嫌だというのであれば、手術をして左右の骨の長さを矯正することもできます。若い人ではこうした手術を行うこともありますが、Fさんは「原因がわかったし、そこまでは期待しません」とのことでした。体がうまく適応していますから、このままでも問題は起こらないと思われます。

その後、Fさんの症状は安定しています。今も3か月ごとに診察していますが、経過は良好です。スプリントについては、症状が安定していけば、少しずつスプリントの装着時間を短くしていって、最終的には、使用をやめる予定です。ただ、歯ぎしりが強い人は使用し続けなければならないことがあります。

■関節内のがんこな炎症を関節腔洗浄療法で治療したGさん

顎関節症では、これまで紹介した初期治療で80％ぐらいの患者さんは症状が改善します。ただ、残り20％ぐらいの患者さんは、外科療法が必要になります。外科療法といっても、皮膚の切開を伴う手術だけではなく、関節腔に注射針を刺して内部を洗浄するものもあり、患者さんの体に与える負担はそれほど大きいものではありません。

Gさん（37歳・女性）は、数年前から年に2～3回、右側の顎関節に痛みが生じることがありましたが、特に治療を受けなくても治っていました。しかし、約3か月前から関節痛が続き、かたいものをかまないように気をつけていましたが、なかなか治らず、近くの医院を受診したところ、顎関節症と診断されたそうです。

そこで、消炎鎮痛薬を処方してもらい、スプリントを作製してもらいました。スプリントは就寝時に装着するのですが、Gさんは気になって途中で外してしまうことが多かったと言います。そのため、症状は改善せず、逆に痛みが強くなって、食事にも支障が出てきたので、私のところへ診察に訪れたのです。

ゆっくり口を開けてもらうと、右側の顎関節に痛みが起こりました。自力では28㎜程度しか開かず、強制的に口を開けても34㎜しか開口できません。顎関節は動くのですが、痛みのためにGさんが自己制限してしまうのです。これは顎関節症の患者さんによく見られることです。

口の中の状態を観察すると、歯が磨耗しており、舌にも圧痕（あっこん）が見られました。くいしばりや歯ぎしりが強いのでしょう。

Gさんは、「これまでも仕事で忙しくなったときなどに、あごが痛んだ」とのことで、特に起床時、食事時、夕方に痛みが強くなるそうです。日常生活について尋ねると、「以前からよく眠れず、夢を見ることが多いんです。それに加えて、今思えば、関節の痛みが起こったころは、仕事で多忙な毎日が続いていたと思います」とのことでした。夕方にあごの痛みが強くなるのは、仕事中、無意識にあごに力が入るためでしょう。

画像検査を行ったところ、右側下顎頭の表層に異常が認められました。

これらの診査の結果、Gさんは滑膜炎の強い変形性関節症（骨の変形を伴う顎関節症）の初期の段階にあることがわかりました。顎関節症を起こした原因は、日中のくいしばり、夜間の歯ぎしりと思われ、これらの原因が取り除かれないままで長期に経過したため、症状が続いていると考えられます。

●関節腔洗浄療法を行う

Gさんの関節痛は滑膜炎によって生じていると考えられますから、消炎鎮痛薬の内服を行いました。日中のくいしばりは、できるだけ本人に注意をしてもらい、くいしばりに気づいたら、歯を離してリラックスするように指導しました。夜間の歯ぎしりにはスプリントを装着し、加えて、これまでのようにスプリントが気になってぐっすり眠れないということがないように、睡眠改善薬も服用してもらうことにしました。

初診から2週経過したとき、起床時の関節痛は多少改善していましたが、あごを動かすと、痛みが起こるのは変わりません。日中のくいしばりは気をつけているので、回数がだいぶ減ってきたとのことです。食事のときには、やわらかいものを食べているにもかかわらず、痛みが生じ、しばらく続くこともあるようです。消炎鎮痛薬の効果はあるけれども、「薬の作用が切れたころに、あごを動かすと、痛みが強くなるんです」と、Gさんは訴えます。そこで、もうしばらくこのまま治療を継続して、様子を見ることにしました。もし、症状が改善しなければ、別の治療法を考える必要があります。

さらに2週後に診察をしましたが、あごを動かすとまだ痛みが起こります。食事のときは、右側の顎関節に負担がかからないように注意しているとのことですが、下顎頭をゆっくり前後させても、痛みが起こる状態に変わりはありません。原因である夜間の歯ぎしり、日中のくいしばりは、Gさんの努力によって、かなりコントロールができているようです。

これまでの経過を見ると、同じ治療を続行しても限界があるようです。そこで、関節の痛みの原因について再検討してみました。私は、滑膜炎が慢性的に続いたために滑液中に炎症を起こす物質が多く混じり、これによってさらに炎症が引き起こされるという悪循環が起こり、そのために痛みが強くなっているものと考えました。もしそうならば内服薬だけでは炎症をとめることはできません。そこで、次の治療として「関節腔洗浄療法」を行うことにしました。関節腔内にある、炎症を起こす物質を洗い流す方法です。

●関節腔洗浄療法とは

「関節腔洗浄療法」は約1時間かかりますが、入院の必要はありません。患者さんはこの間、ベッドにあおむけになっているだけです。

まず、Gさんの関節部の皮膚に局所麻酔をし、上関節腔に局所麻酔薬を注入しました。すると、直後から関節の痛みが消失しました。このことから、これまでの痛みが関節に起こっていたものであることが確認できました。

次に、関節腔内の洗浄を行います。局所麻酔薬を注入した注射針に加えて、もう1本注射針を上関節腔に刺し、排出用のチューブを接続します。そのうえで、一方の注射針から200mℓ以上のリンゲル液(点滴液水)を点滴注入します。上関節腔に注入されたリンゲル液が関節腔内を流れて内部を洗浄し、もう一方に接続されたチューブから流れ出るという仕組みです(図10参照)。

灌流洗浄が終わった後、関節腔に炎症を抑えるステロイド薬(場合によってはヒアルロン酸製剤)を注入して、処置を終了します。関節腔洗浄療法は、たいていの場合、1回で効果がありますから、何度も繰り返す必要はありません。

翌日、Gさんの術後の状態を観察したところ、疼痛はかなり改善していました。さらに炎症を抑えるため、消炎鎮痛薬の内服を1週間続けることにしました。

1週後、診察に訪れたGさんは開口量がかなり増えて40mmになり、「関節の痛みはすっかりなくなりました」と、晴れやかに報告してくれました。「原因である夜間の歯ぎしりや日中のくいしばりのコントロールも続けることを忘れないでください」と励まし、現在も、スプリント療法やセルフ・ケアを引き続いて行っており、経過は良好です。

図10　関節腔洗浄療法

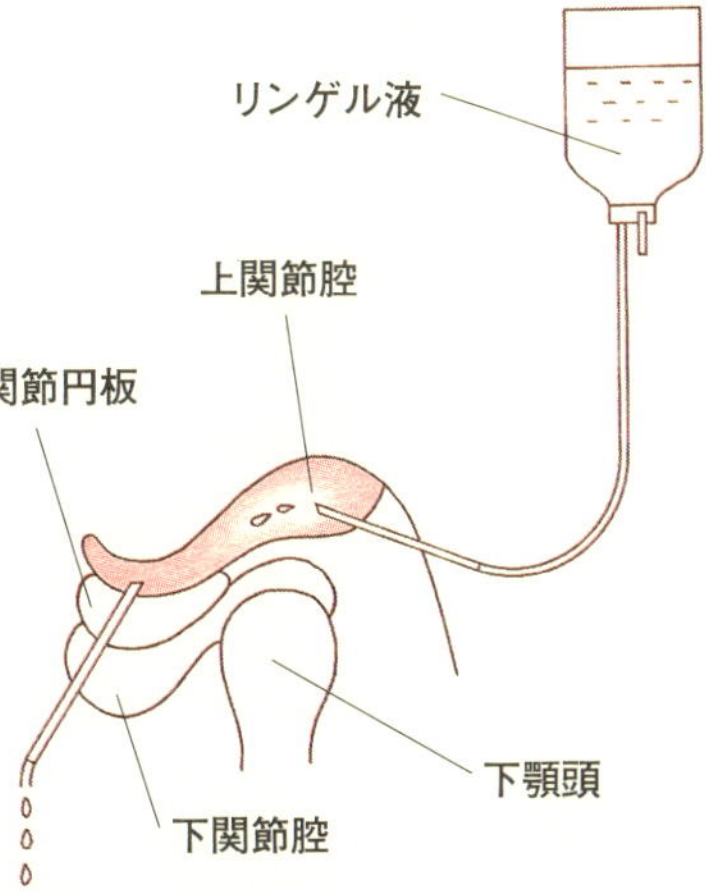

顎関節の上関節腔に2本の注射針を刺しておきます。1本の注射針から200mℓ以上のリンゲル液(点滴液水)を点滴注入します。リンゲル液が関節腔内を流れ、もう一方の注射針から排出されることで、関節腔内だけでなく、軟骨層にしみ込んだ、炎症を起こす物質まで洗浄されます。最後にステロイド薬などを注入し、炎症を抑えます。

■関節腔の癒着を剝離手術で治療したHさん

顎関節症では手術を行うケースはあまり多くはありません。また、手術といっても、内視鏡を使って、患者さんの負担をできるだけ少なくすることができるようになりました。手術の傷あとがほとんど残らないように行うことができます。大きな手術を行うことは、顎関節症ではほとんどありません。

Hさん（46歳・女性）に開口障害が起こったのは、8か月前のことです。痛みがないのでしばらく放置していましたが、心配になって、整形外科で薬物療法（筋弛緩薬）を受けました。ところが、いつまでたっても改善が見られません。そこで医師に紹介され、私のところへ診察に訪れました。

Hさんは自力では28mmしか開口できません。明け方や日中にくいしばりがないかを尋ねると、「そう言われれば、歯をくいしばっているように思います」とのことで、特に朝食時には、歯が浮くような感じがするとのことでした。

左の顎関節を押すと、痛みが起こります。咬筋の緊張も強いのですが、押しても痛みが起こるほどではありません。そこで、私はあごを動かそうと試みましたが、うまくいきません。あごを前方および右側方に動かすことができないのです。このことから、Hさんの開口障害は円板性で、左の顎関節に原因があると思われます。

8か月も経過し、癒着が起こっている可能性が強いので、初診時にパンピング・マニピュレーション（55ページ参照）を行うことにしました。結果は、自力最大開口量を32mmまでしか増やすことができませんでした。通常、洗浄液は上関節腔に1.5mℓ程度は注入できるのですが、Hさんの場合は、1.0mℓも入りません。このことは、上関節腔が狭くなっていることを示しています。

パンピング・マニピュレーションの効果がないこと、上関節腔が狭くなっていることから、関節内の癒着が疑われます。ただし、これらの結果だけでは、癒着と断定することはできません。なぜなら、Hさんのように、開口障害が長期にわたった場合は、筋肉が長い間、収縮したままとなるため拘縮（こうしゅく）してしまい、円板性と筋性の二重の開口障害が起こっているかもしれないからです。癒着を確かめるには、関節腔造影検査あるいは診断的関節鏡検査を行うことが必要です。

そこで、関節腔造影検査を行ったところ、左側の「復位を伴わない関節円板前方転位（18ページ参照）」の状態に加えて、上関節腔の癒着があることが確認できました。癒着は関節腔の上下どちらにも起こりますが、開口障害を起こすのは上関節腔の癒着です（下関節腔が癒着していても、開口障害が起こることはまずありません）。

整形外科の治療で効果がなかったのは、〝筋性の開口障害を疑って、筋弛緩薬を投与した〟だけだったからです。Hさんの開口障害は癒着によるものだったので、薬物療法では改善しなかったのです。

Hさんの顎関節症の大きな原因として、くいしばりが考えられます。そこでこれまでの症例と同様に、まず認知行動療法によってくいしばりを止めることから始めました。くいしばりが少なくなったところで、上関節腔の癒着に対して「関節鏡視下剥離(はくり)授動術」を行うことにしました。

●関節鏡視下剥離授動術とは

「関節鏡視下剥離授動術」は、「関節鏡(内視鏡の一種)」を使って、癒着部分を剥離する治療法のことです。全身麻酔で行うのが一般的です。手術時間は約1時間、入院期間は1週間程度です。

まず関節部の皮膚を、5mm程度切開します(皮膚切開の傷あとは、ほとんど残りません)。切開部から直径2~3mmの外套(がいとう)管を挿入し、このなかに内視鏡を通して、関節内を観察します。次に、もう1本器具を挿入し、内視鏡(片方)で観察しながら上関節腔の癒着を剥離します。

関節鏡視下剥離授動術を行うときに大切なことは、術前と術後の開口訓練です(57ページ図9参照)。Hさんにもまず、術前にきちんと開口訓練をしておいてもらいました。開口訓練をしておかないと、手術によって癒着がとれても、長い間関節を動かさなかった患者さんはうまく開口することができないからです。

開口訓練は大きく口を開けるだけでなく、症状のない右側への側方運動が非常に重要です(39ページ図6の3参照)。なぜなら、大きく口を開けるだけでは、症状のあった左側の関節が動かないままでも、右側の関節がこれを補って動き、開口量が延びることがあるからです。これでは患部の関節を動かすという本来の目的を達することができません。そこで、Hさんには積極的に右への側方運動を行ってもらいました。もちろん手術前には、実際に動かすことができないので、「このように動かせば、癒着がとれたとき口は大きく開くようになりますよ」と説明しながら、頭の中にイメージを描いてもらうようにします。Hさんには、一度の開口訓練につき10回を1セットとし、1日に4～5セットぐらい行うよう指導しましたが、これ以上でもかまいません。手術後も、同じように側方運動を主とした開口訓練を行ってもらいました。癒着がなくなり、開口訓練の予習もしているのですから、Hさんはスムーズに口の開け閉め、および側方への運動ができたようです。

この開口訓練は、筋を伸展させるのにも非常に役立ちます。Hさんのように、長い間関節を動かさなかった(動かなかった)人は、筋の拘縮が起こり、関節の可動域(動かせる範囲)が低下しているからです。さらに、術後は筋エクササイズも行ってもらいました(39ページ図6参照)。こういった患者さんの多くは、口を開ける筋肉と閉じる筋肉をうまく使い分けることができなくなっています。通常は、口を開けようとしたときは無意識に口を開ける筋肉が働くと同時に閉じる筋肉がゆるむのですが、この場合は、口を開けようとしているのに、閉じる筋肉も同時に働かせてしまい、口がうまく開かなくなっています。そこで、筋エクササイズによって筋肉の働き方を覚えなおさせるのです。筋エクササイズの方法は、リズミカルに口を開閉させる、下あごに指を押し当て、指に逆らうように口を開けたり、側方運動をしたりする、などです。

こうした訓練とあわせて、Hさんの顎関節症を起こしたもともとの原因であるくいしばりを取り除く認知行動療法、セルフ・ケアも続けました。

術後2年が経過し、多少関節雑音はあるものの、Hさんの自力最大開口量は43mmに達し、「おかげさまで順調に過ごしています」と喜んでいます。

おわりに〜病気といかにつきあうか

この本の最初に、顎関節症は治療をしないと病状が進んで手遅れになるというタチの悪い病気ではないと述べました。極端なことを言えば、顎関節症は何も治療をしなくても、いつかは症状が消えてしまうこともある疾患です。ここにあげた患者さんたちの多くも、過去に何らかの症状が出ても、そのままにしておいて、いつの間にか症状が消えてしまったという経験をしています。

これは体が自然に適応して、障害を起こした関節や筋肉をそれなりにうまく使えるように変化させるためです。たとえあごの骨の変形が起こったとしても、多くの人はいつの間にかそのままの状態であごを動かし、不自由を感じなくなるようです。ただそれは、障

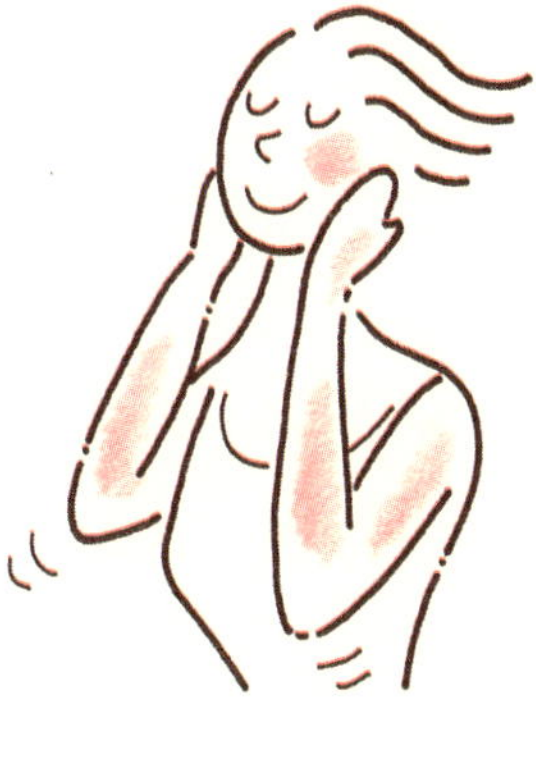

害を起こした関節や筋肉をそれなりにうまく使えるようになったということで、健康なときと同じ状態に戻ったわけではないのです。

したがって、顎関節症の因子が積み木のように重なって一定のラインを超えるようなら、再び症状が起こる可能性があります。顎関節症では症状が消失しても、完治したということではないのです。再び症状が起こることを「再燃」と呼んでいます。むやみにあごを酷使したり、負担をかけ過ぎると、顎関節症は再燃します。

そこで私は、患者さんに〝ぎっくり腰〟を例に出して、こうお話ししています。

「ぎっくり腰を起こした人は、症状が消えても、再びぎっくり腰を起こさないように注意が必要になります。あなたも、これからは顎関節症持ちだと自覚して、ずっと顎関節症とつきあってください。治療の際に指摘したいろいろな因子を積み重ねない心がけを、ぜひ忘れないでください。そうすれば、再燃は必ず防ぐことができます」

患者さんのなかには「かたいものをかんであごを鍛えれば、顎関節症の予防になりますか」とおっしゃる人がいます。しかしながら、答えはノーです。あごの骨や関節、筋肉などが発達する成長期なら、かたいものをかんであごを鍛えることは大切です。刺激を受けて、あごは強くしっかりとつくり上げられていきます。しかし、成人になってからでは遅過ぎるのです。特に顎関節症になった後は顎を鍛えるというよりも、大きな負担を強いるだけになって、再燃の原因になります。あごに必要以上の負担をかけないようにしてください。

既に顎関節症の治療を受けたことのある人や現在治療を受けている人のなかには、自分が受けている治療が本書に書かれている内容と少し異なると感じた人もいると思います。これは世界中のどの国でも顎関節症に関しての考え方が統一されていないため、さまざまな考え方で治療されているのが現状だからです。顎関節症を歯科で治療するようになって以来長い間、原因、治療としてかみ合わせに注目してきましたが、顎関節症の研究はここ10年の間に急速に進み、考え方が大きく変わってきています。米国国立衛生研究所（National Institute of Health）から出された公的な見解で、原因に関しては「かみ合わせの問題は多くの原因のなかの1つである」、治療に関しては「なるべく元に戻れる治療（可逆的治療）から進めていく」ことが明言されています。ところが、長い間、歯科医師は得意とするかみ合わせの問題を重視する考えで治療し、それなりの反応を感じてきましたから、強く信じていたかみ合わせの問題の比重が下がる考え方の変化には抵抗が強く、したがって新しい考えで統一した治療法が確立されるには至っていないのが現状です。

本書は最新の考えに沿って、「顎関節症は生活習慣病としての側面が大きい」ので、治療においては患者さんが積極的に治療に参加してセルフ・ケアを行うことが重要であることを強調し、各症例のなかで繰り返し述べてきました。しかし、「顎関節症かもしれない」と思ったら自己判断せず歯科を受診し、適切な治療や指導を受けるべきです。

これを言うと、「顎関節症と思ったらどこで診察を受けたらよいか」とか、「専門医はいるのか」といったことが問題になり、私もよくこういった質問を受けます。顎関節症は虫歯や歯槽膿漏の治療と違って、どこの歯科でも治療が受けられるわけではなく専門医の治療を受けるべきです。現在、全国の歯科大学や大学病院の歯科には顎関節症を専門的に研究、治療している歯科医師がたくさんいますし、最近ではいくつかの歯科大学に専門診療科が開設されています。また、一般の歯科医院で、顎関節症に関する研修を受け専門的知識を持って治療をしている歯科医師も多くなっています。顎関節症かなと思ったら、まず信頼できるかかりつけの歯科医師に相談してみましょう。専門的に治療している歯科医師を紹介してもらうことができると思います。

NHKきょうの健康　Qブック…②
あごが痛い、口が開かない
顎関節症
2000年2月15日　第1刷発行
2001年7月15日　第2刷発行
監修　和嶋浩一

発行者　松尾　武
発行所　日本放送出版協会
〒150－8081　東京都渋谷区宇田川町41－1
電話　(03)3780－3314(編集)
(03)3780－3339(販売)
http://www.nhk-grp.co.jp/npb/npbtop.html
振替　00110－1－49701
印刷　共同印刷株式会社
製本　豊文社

Printed in Japan　ISBN4-14-011126-7 C2347